Christoph Herold

Vooruitgang in de behandeling van huidkanker
Immunotherapie, tumorvaccins, gepersonaliseerde benaderingen en aanvullende procedures in één oogopslag

Christoph Herold
Vooruitgang in de behandeling van huidkanker
Immunotherapie, tumorvaccins, gepersonaliseerde benaderingen en aanvullende procedures in één oogopslag

ISBN: 978-3-69035-901-6

Bestelnummer: 2039
Ook verkrijgbaar als eBook
(978-3-69035-910-8)

Ontwerp omslag: Kerstin Laube
Productie: Michaela Witt

Bremen University Press, 2025.
Fahrenheitstr. 11
28359 Bremen
bup@bremenuniversitypress.com
www.bremenuniversitypress.com

Het manuscript mag niet geheel of gedeeltelijk worden gebruikt zonder voorafgaande schriftelijke toestemming van de uitgever.

Dit boek is gedrukt op milieuvriendelijk papier uit duurzame bosbouw om hulpbronnen te sparen en de impact op het milieu te minimaliseren. Door gerecycled materiaal en FSC-gecertificeerd papier te gebruiken, helpen we bossen te beschermen en onze ecologische voetafdruk te verkleinen.

Christoph Herold

Vooruitgang in de behandeling van huidkanker

Immunotherapie, tumorvaccins, gepersonaliseerde benaderingen en aanvullende procedures in één oogopslag

Overzicht

VOORWOORD 12

HOOFDSTUK 2: GRONDBEGINSELEN VAN HUIDKANKER 19

HOOFDSTUK 3: DIAGNOSTISCHE PROCEDURES IN DE
MODERNE DIAGNOSTIEK VAN HUIDKANKER 27

HOOFDSTUK 4: OVERZICHT VAN KLASSIEKE
THERAPEUTISCHE BENADERINGEN 34

HOOFDSTUK 5: NIEUWE BENADERINGEN VOOR
GENEESMIDDELENTHERAPIE 42

HOOFDSTUK 6: VOORUITGANG IN IMMUUNTHERAPIE 50

HOOFDSTUK 7: MODERNE RADIOTHERAPIEPROCEDURES 95

HOOFDSTUK 8: INNOVATIEVE CHIRURGISCHE
MAATREGELEN EN MINIMAAL INVASIEVE
MAATREGELEN 114

HOOFDSTUK 9: ALTERNATIEVE EN AANVULLENDE
THERAPEUTISCHE BENADERINGEN 122

HOOFDSTUK 10: REVALIDATIE EN NAZORG 128

HOOFDSTUK 11: TOEKOMSTPERSPECTIEVEN VOOR
HUIDKANKERTHERAPIE 134

12. SLOTOPMERKINGEN 142

13. VERDERE BIBLIOGRAFIE 144

Inhoudsopgave

VOORWOORD **12**

HOOFDSTUK 1:   INLEIDING EN PROBLEEMSTELLING 13
1.1   EPIDEMIOLOGISCHE ONTWIKKELING VAN HUIDKANKER
        WERELDWIJD 13
1.2   OORZAKEN VOOR DE TOENAME IN INCIDENTIE 14
1.3   SOCIAAL EN ECONOMISCH BELANG VAN HUIDKANKER 16

HOOFDSTUK 2: GRONDBEGINSELEN VAN HUIDKANKER 19

2.1   ANATOMISCHE EN FYSIOLOGISCHE BASISPRINCIPES VAN DE HUID 19
2.2   PATHOFYSIOLOGIE VAN DE ONTWIKKELING VAN HUIDKANKER 20
2.3   CLASSIFICATIE VAN SOORTEN HUIDKANKER 21
  2.3.1   Basaalcelcarcinoom 22
  2.3.2   Plaveiselcelcarcinoom 22
  2.3.3   Kwaadaardig melanoom 22
  2.3.4   Zeldzame huidkanker 23
2.4   GENETISCHE PREDISPOSITIES EN MOLECULAIRE MARKERS 23
2.5   RISICOFACTOREN EN PREVENTIEVE MAATREGELEN 24
2.6   BIBLIOGRAFIE - HOOFDSTUK 2 25

**HOOFDSTUK 3: DIAGNOSTISCHE PROCEDURES IN DE
MODERNE DIAGNOSTIEK VAN HUIDKANKER 27**

3.1   KLINISCHE ONDERZOEKSMETHODEN 27
3.2   BEELDVORMINGSPROCEDURES 28
  3.2.1   Dermatoscopie en video dermatoscopie 29
  3.2.2   Confocale lasermicroscopie 29
  3.2.3   Optische coherentie tomografie (OCT) 30
3.3   BIOPSIETECHNIEKEN EN HISTOPATHOLOGISCH ONDERZOEK 30
3.4   MOLECULAIRE DIAGNOSTIEK EN GENETISCHE TESTPROCEDURES 32
3.5   KUNSTMATIGE INTELLIGENTIE BIJ DE DIAGNOSE VAN HUIDKANKER 33

HOOFDSTUK 4: OVERZICHT VAN KLASSIEKE THERAPEUTISCHE BENADERINGEN 34

4.1 OPTIES VOOR CHIRURGISCHE THERAPIE 34
    4.1.1 Excisietechnieken 34
    4.1.2 Mohs chirurgie 35
4.2 RADIOTHERAPIE 36
4.3 CHEMOTHERAPIE - INDICATIES EN BEPERKINGEN 36
4.4 FOTODYNAMISCHE THERAPIE 37
4.5 IMMUNOTHERAPIE - EERSTE SUCCESSEN EN BEPERKINGEN VAN TRADITIONELE BENADERINGEN 38
4.6 BIBLIOGRAFIE - HOOFDSTUK 3-4: DIAGNOSTISCHE PROCEDURES IN DE MODERNE DIAGNOSTIEK VAN HUIDKANKER 39

HOOFDSTUK 5: NIEUWE BENADERINGEN VOOR GENEESMIDDELENTHERAPIE 42

5.1 IMMUUNCHECKPOINTREMMERS 42
    5.1.1 PD-1- en PD-L1-remmers 42
    5.1.2 CTLA-4-remmers 43
5.2 GERICHTE THERAPIEËN 44
    5.2.1 BRAF- en MEK-remmers 44
    5.2.2 KIT- en NRAS-remmers 45
5.3 OP NEOANTIGENEN GEBASEERDE THERAPIEËN 45
5.4 mRNA-GEBASEERDE THERAPEUTICA 46
5.5 EPIGENETISCHE THERAPIEBENADERINGEN 47
5.6 BIBLIOGRAFIE - HOOFDSTUK 5: NIEUWE BENADERINGEN VOOR GENEESMIDDELENTHERAPIE 48

HOOFDSTUK 6: VOORUITGANG IN IMMUUNTHERAPIE 50

6.1 GRONDBEGINSELEN VAN TUMORIMMUNOLOGIE 50
    6.6.1. Eliminatiefase 50
    6.1.2. Evenwichtsfase 51
    6.1.3. Ontsnappingsfase 51
6.2 CAR-T CELTHERAPIE VOOR HUIDKANKER 53

6.2.1	Hoe CAR-T celtherapie werkt	54
6.2.2	CAR-T celtherapie voor huidkanker	55
6.2.3	Uitdagingen en beperkingen	56
6.2.4	Studiesituatie	57
6.2.5	Overzicht in tabelvorm van de klinische onderzoeken	61
6.2.6	Perspectieven en toekomstperspectieven	63
6.3	TUMORVACCINS - CONCEPTEN EN KLINISCHE RESULTATEN	64
6.3.1	Categorieën tumorvaccins	65
6.3.2	Situatie klinisch onderzoek naar tumorvaccins voor huidkanker	66
6.3.3	Belangrijke lopende onderzoeken en ontwikkelingen	67
6.3.4	Resultaten die benadrukt moeten worden	67
6.3.5	Toekomstperspectieven	68
6.4	ONCOLYTISCHE VIRUSSEN BIJ DE BEHANDELING VAN HUIDKANKER	69
6.4.1	Huidig onderzoek	70
6.4.2	Overzicht in tabelvorm: Oncolytische virussen bij de behandeling van huidkanker	71
6.4	CHECKPOINT-REMMERS	72
6.4.1	Werkingsmechanisme	73
6.4.2	Indicaties	73
6.4.3	Klinische doeltreffendheid	74
6.4.4	Bijwerkingen en beheer	75
6.4.5	Perspectieven	75
6.5	ADOPTIEVE T-CEL OVERDRACHT	76
6.5.1	Basis en principe	77
6.5.2	Studiesituatie	77
6.5.3	Outlook	78
6.5.4	De toekomst	79
6.5.5	Overzicht in tabelvorm: klinische onderzoeken naar adoptieve T-celtransplantatie voor huidkanker	80
6.7	GECOMBINEERDE IMMUUNTHERAPIEËN EN MULTIMODALE BENADERINGEN BIJ DE BEHANDELING VAN HUIDKANKER	81
6.7.1	Voorbeelden	82
6.7.2	De uitdagingen	83

6.7.3	Overzicht	84
6.8	BIJWERKINGEN EN BEHEER VAN IMMUUNTHERAPIEËN	89
6.9	BIBLIOGRAFIE - HOOFDSTUK 6: VOORUITGANG IN IMMUUNTHERAPIE	92

HOOFDSTUK 7: MODERNE RADIOTHERAPIEPROCEDURES 95

7.1	BASISPRINCIPES VAN RADIOTHERAPIE VOOR HUIDKANKER	95
7.2	STEREOTACTISCHE RADIOTHERAPIE BIJ DE BEHANDELING VAN HUIDKANKER	96
7.2.1	Werkingsmechanisme	96
7.2.2	Toepassing in huidkankertherapie	97
7.2.3	Doeltreffendheid	98
7.2.4	Overzicht in tabelvorm	99
7.3	DEELTJESTHERAPIE VOOR HUIDKANKER: BESTRALING MET PROTONEN EN ZWARE IONEN	100
7.3.1	Werkingsmechanisme	101
7.3.2	Toepassing	103
7.3.3	Tabel: Vergelijking van foton-, proton- en zware-iontherapie voor huidkanker	104
7.4	IMMUNOLOGISCHE SYNERGIEËN BIJ DE BEHANDELING VAN HUIDKANKER	105
7.4.1	Werkingsmechanisme	106
7.4.2	Studies	107
7.4.3	De uitdagingen	108
7.4.4	Tabel	109
7.5	BIJWERKINGEN VAN MODERNE RADIOTHERAPIEPROCEDURES	110
7.6	BIBLIOGRAFIE - HOOFDSTUK 7: MODERNE RADIOTHERAPIEPROCEDURES	112

HOOFDSTUK 8: INNOVATIEVE CHIRURGISCHE MAATREGELEN EN MINIMAAL INVASIEVE MAATREGELEN 114

8.1	VERDERE ONTWIKKELING VAN KLASSIEKE EXCISIEPROCEDURES	114
8.2	MOHS CHIRURGIE EN DE VERDERE ONTWIKKELINGEN	115

8.3	Lasergebaseerde processen	116
8.4	Cryochirurgische procedures	117
8.5	Methoden op basis van radiofrequentie en ultrageluid	118
8.6	Bibliografie - Hoofdstuk 8: Innovatieve chirurgische maatregelen en minimaal invasieve maatregelen	119

HOOFDSTUK 9: ALTERNATIEVE EN AANVULLENDE THERAPEUTISCHE BENADERINGEN 122

9.2	Traditionele Chinese Geneeskunde (TCM)	123
9.3	Homeopathie en de rol ervan bij de behandeling van huidkanker	125
9.4	Het belang van nutritionele geneeskunde	126

HOOFDSTUK 10: REVALIDATIE EN NAZORG 128

10.1	Het belang van revalidatie na de behandeling van huidkanker	128
10.2	Specifieke revalidatiemaatregelen voor huidkankerpatiënten	129
10.2.1	*Fysiotherapie en functionele revalidatie*	*129*
10.2.2	*Psychosociale ondersteuning*	*129*
10.2.3	*Esthetisch-plastische nabehandeling*	*130*
10.2.4	*Oncologische revalidatiecentra*	*130*
10.3	Nazorg op lange termijn en preventiestrategieën	131
10.3.1	*Oncologische nazorgprogramma's*	*131*
10.3.2	*Preventiestrategieën om herhaling te voorkomen*	*132*

HOOFDSTUK 11: TOEKOMSTPERSPECTIEVEN VOOR HUIDKANKERTHERAPIE 134

11.1	Trends in de ontwikkeling van nieuwe therapieën	134
11.1.1	*Vooruitgang in immuuntherapie*	*134*
11.1.2	*Integratie van gentherapie en RNA-gebaseerde benaderingen*	*135*
11.1.3	*Nanogeneeskunde en gerichte afgifte van geneesmiddelen*	*135*

11.2	BENADERINGEN VAN GENEESKUNDE OP MAAT EN PRECISIE	136
11.2.1	Big data en kunstmatige intelligentie in therapieplanning	136
11.2.2	Vloeibare biopsie en dynamische therapiemonitoring	137
11.3	DE ROL VAN PREVENTIE EN VROEGTIJDIGE DIAGNOSE	137
11.3.1	Vooruitgang in diagnostische beeldvorming	138
11.3.2	Genetische risicoprofilering	138
11.4	VOORUITZICHTEN VOOR TOEKOMSTIGE KANSEN OP HERSTEL	139
11.5	BIBLIOGRAFIE - HOOFDSTUK 13: TOEKOMSTPERSPECTIEVEN VOOR HUIDKANKERTHERAPIE	139

12. SLOTOPMERKINGEN ... 142

13. VERDERE BIBLIOGRAFIE ... 144

1. ALGEMENE PRINCIPES VAN HUIDKANKER ... 144
2. KLASSIEKE EN INNOVATIEVE THERAPIEMETHODEN ... 144
3. IMMUNOTHERAPIE EN MOLECULAIRE DOELWITSTRUCTUREN ... 145
4. GEPERSONALISEERDE GENEESKUNDE EN MOLECULAIRE DIAGNOSTIEK ... 145
5. ALTERNATIEVE EN AANVULLENDE THERAPIEËN ... 146
6. REVALIDATIE EN LANGETERMIJNBEHEER ... 146
7. KUNSTMATIGE INTELLIGENTIE EN DIGITALISERING ... 147
8. VERDER LEZEN ... 147

Opmerkingen:

- Dit boek heeft een modulaire structuur zodat elk hoofdstuk onafhankelijk kan worden gelezen zonder dat er naar andere hoofdstukken hoeft te worden verwezen.
- De hoofdstukken zijn voorzien van bibliografieën. Daarnaast bevat het boek aan het einde een lijst met verdere literatuur.
- Verwerkingsstatus: april 2025

De uitgever

Voorwoord

De behandeling van huidkanker ondergaat fundamentele veranderingen. Nieuwe wetenschappelijke bevindingen en technologische vooruitgang hebben de afgelopen jaren geleid tot een aanzienlijke uitbreiding van de therapeutische mogelijkheden. Met name moderne immuuntherapieën, gepersonaliseerde medische benaderingen, gerichte geneesmiddelen en innovatieve chirurgische procedures bieden nu behandelingsmogelijkheden die tot voor kort ondenkbaar waren.

In dit boek worden de nieuwste ontwikkelingen op het gebied van huidkankertherapie op een systematische en begrijpelijke manier gepresenteerd. Het richt zich op de nieuwste medicinale en interventionele behandelmethoden en hun mogelijke toepassingen in de klinische praktijk. Tegelijkertijd worden de beperkingen van bestaande therapieën belicht en wordt een vooruitblik op toekomstige onderzoekstrends gegeven.

Het boek is bedoeld voor zowel medische professionals als geïnformeerde patiënten die een goed onderbouwd overzicht willen krijgen van de moderne behandelmogelijkheden voor huidkanker. Het doel is om de huidige stand van de wetenschappelijke kennis op een praktische manier te presenteren en een leidraad te bieden bij de evaluatie van nieuwe behandelopties.

Hoofdstuk 1: Inleiding en probleemstelling

1.1 Epidemiologische ontwikkeling van huidkanker wereldwijd

De epidemiologische ontwikkeling van huidkanker heeft de afgelopen decennia een alarmerende trend laten zien, die vanuit zowel medisch als maatschappelijk oogpunt zeer relevant is. Tegenwoordig is huidkanker wereldwijd een van de meest gediagnosticeerde vormen van kanker. De voortdurende stijging van de incidentie, die in bijna alle geïndustrialiseerde landen kan worden waargenomen, is bijzonder zorgwekkend. Ook in de nieuwe industrielanden en ontwikkelingslanden wordt een toenemende prevalentie geregistreerd, die kan worden toegeschreven aan veranderingen in levensstijl, een grotere blootstelling aan ultraviolette straling en verbeterde diagnosemogelijkheden.

In de Verenigde Staten is huidkanker bijvoorbeeld de meest gediagnosticeerde vorm van kanker. Volgens de American Cancer Society worden er jaarlijks meer dan vijf miljoen nieuwe gevallen van niet-melanocytaire huidkanker geregistreerd, waaronder basaalcelcarcinoom en plaveiselcelcarcinoom. Daarnaast zijn er ongeveer 100.000 nieuwe diagnoses van kwaadaardig melanoom, de gevaarlijkste en potentieel dodelijkste vorm van huidkanker. Vergelijkbare trends zijn te zien in Europa, waarbij de hoogste incidentie wereldwijd wordt geregistreerd in landen met een hoog percentage lichtgekleurde bevolkingsgroepen zoals Australië, Nieuw-Zeeland, Noorwegen en Zweden.

Deze zorgwekkende toename treft niet alleen oudere bevolkingsgroepen, die van oudsher als bijzonder risicovol werden beschouwd, maar ook steeds jongere mensen. Met name kwaadaardig melanoom vertoont een zorgwekkende toename in de leeftijdsgroep van 25 tot 40 jaar. Deze demografische verandering kan onder andere worden verklaard door veranderingen in vrijetijdsgewoonten, frequente blootstelling aan de zon zonder adequate bescherming en de aanhoudende trend naar kunstmatige bruining in solariums. Tegelijkertijd zijn de overlevingskansen voor veel vormen van huidkanker aanzienlijk verbeterd dankzij verbeterde diagnostiek en moderne behandelingsmogelijkheden, waardoor het totale aantal huidkankerpatiënten in de bevolking verder toeneemt.

1.2   Oorzaken voor de toename van de incidentie

De toename van de incidentie van huidkanker is een multifactorieel fenomeen dat wordt veroorzaakt door zowel exogene als endogene invloeden. Een van de belangrijkste exogene risicofactoren is een verhoogde blootstelling aan ultraviolette straling. Deze straling, die zowel afkomstig is van de zon als van kunstmatige bronnen zoals zonnebanken, leidt tot DNA-beschadiging in de huidcellen, waardoor het risico op het ontstaan van kwaadaardige veranderingen cumulatief toeneemt. De schadelijke effecten van ultraviolette straling worden aanzienlijk beïnvloed door het individuele risico op huidkanker, dat afhankelijk is van genetische factoren, het huidtype en het aantal en type gepigmenteerde huidlaesies.

Daarnaast dragen veranderingen in de vrijetijdsbesteding en levensstijl van de moderne samenleving aanzienlijk bij aan deze toename. De toenemende populariteit van buitenactiviteiten, vakantiereizen naar zonintensieve regio's en een maatschappelijk schoonheidsideaal dat een gebruinde huid aantrekkelijk en gezond maakt, hebben de cumulatieve blootstelling aan UV in de afgelopen decennia aanzienlijk verhoogd. Deze trend wordt versterkt door het wijdverspreide en vaak onkritische gebruik van zonnebanken. Hoewel het kankerverwekkende effect van kunstmatige UV-straling duidelijk wetenschappelijk is aangetoond, is het gebruik ervan in veel landen nog steeds legaal en aan slechts minimale regelgeving onderworpen.

Een andere factor die de toename van huidkanker bevordert, is de stijgende levensverwachting van de bevolking. Aangezien huidkanker in veel gevallen het gevolg is van jarenlange of decennialange cumulatieve blootstelling aan UV-straling, leidt de vergrijzing van de samenleving onvermijdelijk tot een toename van het aantal gevallen. Tegelijkertijd helpen verbeterde diagnostische procedures om huidkanker eerder en vaker op te sporen. Moderne beeldvormingstechnieken en het toenemende gebruik van dermoscopie maken het mogelijk om vroegtijdige stadia van kwaadaardige huidveranderingen te identificeren, wat leidt tot een toename van het aantal gerapporteerde diagnoses.

Genetische factoren spelen ook een niet te onderschatten rol. Mensen met een genetische aanleg, bijvoorbeeld door mutaties in bepaalde tumorsuppressorgenen zoals CDKN2A, of dragers van het melanoomgevoeligheidsgen BAP1, hebben een aanzienlijk verhoogd risico op om in de loop van hun leven huidkanker te krijgen. Deze genetische factoren worden steeds vaker vastgelegd in moleculaire genetische analyses, waardoor het individuele risico nu nauwkeuriger dan ooit tevoren kan worden bepaald.

1.3 Sociaal en economisch belang van huidkanker

De sociale en economische relevantie van huidkanker is aanzienlijk en wordt in de publieke perceptie vaak onderschat. Huidkanker is niet alleen een medisch probleem, maar ook een aanzienlijk sociaaleconomisch probleem. De behandeling van huidkanker veroorzaakt jaarlijks wereldwijd miljarden euro's aan kosten voor de gezondheidszorg. Deze kosten zijn niet alleen het gevolg van directe behandelingsmaatregelen zoals chirurgie, radiotherapie en geneesmiddelentherapie, maar ook van de langdurige nazorg, revalidatiemaatregelen en de behandeling van recidieven of uitzaaiingen.

In landen met een hoogontwikkeld gezondheidszorgsysteem vormt huidkanker een aanzienlijke belasting voor publieke en private zorgverzekeraars. In de Verenigde Staten worden de directe kosten van de behandeling van huidkanker geschat op meer dan 8 miljard dollar per jaar. Ook in Europa bedragen de jaarlijkse kosten voor de diagnose en behandeling van huidkanker enkele miljarden euro. Daarnaast zijn er indirecte kosten als gevolg van verlies van arbeid, vervroegde uittreding en productiviteitsverlies.

Vanuit sociaal oogpunt leidt huidkanker tot een aanzienlijke psychologische en sociale belasting voor de getroffen. Voor veel patiënten gaat de diagnose huidkanker gepaard met angsten en onzekerheden die verder gaan dan het puur medische domein. Met name zichtbare littekens na chirurgische ingrepen of de noodzaak om zich permanent te beschermen tegen blootstelling aan de zon kunnen de kwaliteit van leven aanzienlijk aantasten. Ook de psychologische gevolgen van het besef van een verhoogd risico op herhaling of de ontwikkeling van uitzaaiingen mogen niet worden onderschat.

In deze context moet bijzondere aandacht worden besteed aan de immateriële kosten als gevolg van het verlies aan levenskwaliteit, psychologische stress en sociale beperkingen. Deze aspecten zijn moeilijk te kwantificeren, maar spelen een belangrijke rol in het dagelijks leven van de getroffenen en hun familie.

Het doel van dit boek is om een uitgebreid en tegelijkertijd algemeen begrijpelijk overzicht te geven van de laatste ontwikkelingen in de behandeling van huidkanker. Gezien de snelle vooruitgang in oncologisch onderzoek, met name op het gebied van immuuntherapie en gepersonaliseerde therapieën, is het van groot belang om de nieuwste wetenschappelijke bevindingen toegankelijk te maken voor een breed, academisch geïnteresseerd publiek. Dit boek is daarom niet alleen bedoeld voor specialisten in dermatologie en oncologie, maar ook voor studenten geneeskunde, onderzoekers, leden van andere medische beroepen en leken die geïnteresseerd zijn in met een diepgaande interesse in moderne medische ontwikkelingen.

Het boek is opgezet volgens een systematische en wetenschappelijk verantwoorde structuur. Eerst worden de medische basisprincipes van huidkanker en de huidige diagnostische procedures gepresenteerd om een goed inzicht te krijgen in de complexiteit van deze ziekte. Vervolgens worden zowel klassieke als moderne therapeutische benaderingen in detail uitgelegd, met speciale aandacht voor innovatieve en toekomstgerichte behandelstrategieën. Deze omvatten de nieuwste ontwikkelingen op het gebied van immunotherapie, gepersonaliseerde geneeskunde, moleculaire oncologie en het gebruik van kunstmatige intelligentie in diagnostiek en therapie.

Tot slot wordt een vooruitblik gegeven op toekomstige ontwikkelingen in de behandeling van huidkanker om de lezers bewust te maken van toekomstige medische innovaties. Het doel is niet alleen om de huidige stand van de wetenschap weer te geven, maar ook om na te denken over de ethische, sociale en economische implicaties van deze ontwikkelingen.

Hoofdstuk 2: Grondbeginselen van huidkanker

2.1 Anatomische en fysiologische basisprincipes van de huid

De menselijke huid is het grootste orgaan van het lichaam en vervult een aantal vitale functies. Naast haar beschermende functie tegen mechanische, chemische en thermische invloeden, speelt ze een centrale rol in het immuunsysteem, de thermoregulatie en het metabolisme, met name in de synthese van vitamine D. De huid is verdeeld in drie hoofdlagen: de opperhuid, de lederhuid en de onderhuid. De huid is verdeeld in drie hoofdlagen: de opperhuid, de lederhuid en de onderhuid. Elk van deze lagen heeft specifieke celtypes en structuren die samenwerken om de integriteit en functionaliteit van de huid te garanderen.

De **opperhuid** is de buitenste laag van de huid en bestaat voornamelijk uit keratinocyten, die in verschillende lagen gerangschikt zijn. De basale cellaag van de opperhuid, de stratum basale, bevat de actief delende cellen waaruit de bovenliggende lagen zich ontwikkelen. De opperhuid bevat ook melanocyten, die verantwoordelijk zijn voor de productie van melanine, een pigment dat de huid beschermt tegen ultraviolette straling. De opperhuid bevat ook Langerhanscellen, die een belangrijke rol spelen in de immuunafweer.

De **lederhuid**, die onder de opperhuid ligt, is een gebied rijk aan bindweefsel dat talrijke bloed- en lymfevaten, zenuwen, haarfollikels en zweet- en talgklieren bevat. De lederhuid speelt een sleutelrol in de warmteregulatie en vormt de structurele basis van de huid. De elastische vezels geven de huid veerkracht en weerstand.

De diepste laag is de **subcutis**, die voornamelijk uit vetweefsel bestaat. Deze laag dient als energieopslag, isolatie tegen kou en kussen tegen mechanische stress. De onderhuid is ook betrokken bij de hormoonproductie en beïnvloedt de waterbalans van het lichaam.

Veranderingen en beschadigingen in deze huidlagen, vooral de opperhuid, spelen een doorslaggevende rol bij het ontstaan van huidkanker. De meeste soorten huidkanker ontstaan uit cellen in de opperhuid, waarbij de exacte locatie en het celtype bepalend zijn voor het type en het gedrag van de tumor.

2.2 Pathofysiologie van de ontwikkeling van huidkanker

De ontwikkeling van huidkanker is een complex proces dat wordt gekenmerkt door een combinatie van genetische mutaties, epigenetische veranderingen en milieu-invloeden. De kern van dit proces is DNA-schade veroorzaakt door exogene factoren zoals ultraviolette straling, ioniserende straling of chemische carcinogenen. Deze schade leidt tot mutaties in belangrijke genen die verantwoordelijk zijn voor de regulatie van celgroei, apoptose en DNA-herstel.

Mutaties in **tumorsuppressorgenen** zoals p53, die de celdeling onder normale omstandigheden regelt en een geprogrammeerde celdood activeert in geval van onherstelbare DNA-schade, zijn van centraal belang bij de ontwikkeling van tumoren. Mutaties in **proto-oncogenen** zoals RAS of BRAF dragen ook bij aan ongecontroleerde celproliferatie. Dit is met name relevant bij kwaadaardig melanoom, waarbij BRAF-mutaties in meer dan 50% van de gevallen worden gedetecteerd.

Een ander pathofysiologisch mechanisme is het omzeilen van **apoptotische controlemechanismen**. Tumorcellen ontwikkelen strategieën om apoptose te voorkomen, waardoor ze een overlevingsvoordeel hebben. Ze bevorderen ook **angiogenese**, d.w.z. de vorming van nieuwe bloedvaten, om de tumorgroei te ondersteunen. Dit proces wordt gemedieerd door groeifactoren zoals vasculaire endotheliale groeifactor (VEGF).

Het immuunsysteem speelt een ambivalente rol in de ontwikkeling en progressie van huidkanker. Enerzijds herkent het kwaadaardige cellen en elimineert het deze; anderzijds ontwikkelen tumorcellen mechanismen om de immuunsurveillance te omzeilen. Dit mechanisme, bekend als **immunescape**, is een centraal element in de progressie van tumoren en vormt de basis voor moderne immunotherapeutische benaderingen.

2.3 Classificatie van soorten huidkanker

Huidkanker wordt voornamelijk geclassificeerd op basis van de cellulaire oorsprong van de kwaadaardige verandering en maakt onderscheid tussen niet-melanocytaire en melanocytaire huidkanker.

2.3.1 Basaalcelcarcinoom

Basaalcelcarcinoom is de meest voorkomende vorm van huidkanker en ontstaat uit de basale keratinocyten van de opperhuid. Het wordt gekenmerkt door lokale, meestal langzame groei en metastaseert slechts in uiterst zeldzame gevallen. Toch kan het aanzienlijke weefselschade veroorzaken door infiltratieve groei, vooral in het gezicht. De meest voorkomende klinische verschijnselen zijn nodulair, sclerodermiform en oppervlakkig basaalcelcarcinoom.

2.3.2 Plaveiselcelcarcinoom

Plaveiselcelcarcinoom, ook bekend als spinalioom, ontwikkelt zich vanuit de gedifferentieerde keratinocyten van de opperhuid. Vergeleken met basaalcelcarcinoom is het agressiever en heeft het een hoger metastaseringspercentage. Vooral aan de zon blootgestelde huidgebieden zoals het gezicht, de oren en de handrug lopen risico. Voorstadia van kanker zoals actinische keratose en de ziekte van Bowen worden beschouwd als voorlopers van plaveiselcelcarcinoom.

2.3.3 Kwaadaardig melanoom

Kwaadaardig melanoom is de gevaarlijkste vorm van huidkanker. Het ontwikkelt zich uit pigmentvormende melanocyten en wordt gekenmerkt door een hoog metastatisch potentieel. Kwaadaardig melanoom kan in bijna alle huidgebieden voorkomen, maar vaak in gebieden met intermitterende intensieve blootstelling aan de zon. De tumor wordt ingedeeld in verschillende histopathologische subtypes, waaronder oppervlakkig verspreidend melanoom, nodulair melanoom en acrolentig melanoom.

2.3.4 Zeldzame huidkanker

Tot de zeldzamere vormen van huidkanker behoren **Merkelcelcarcinoom**, een neuro-endocriene tumor met een hoge agressiviteit, **Kaposi's sarcoom**, dat vooral voorkomt bij immuungecompromitteerde patiënten, en verschillende vormen van cutaan lymfoom. Ondanks hun lage incidentie zijn deze tumortypes van groot klinisch belang vanwege hun agressieve aard en slechte prognose.

2.4 Genetische predisposities en moleculaire markers

Genetische aanleg speelt een doorslaggevende rol bij de ontwikkeling van huidkanker. Verschillende erfelijke syndromen worden in verband gebracht met een aanzienlijk verhoogd risico op huidkanker. Deze omvatten **xeroderma pigmentosum**, dat wordt gekenmerkt door een defect in DNA-reparatie , en **familiair atypisch mol-melanoom syndroom (FAMMM)**, dat wordt gekenmerkt door meerdere atypische nevi en een hoog risico op melanoom.

Moleculaire markers zoals mutaties in het **BRAF-gen**, in het bijzonder de V600E-mutatie, zijn niet alleen van diagnostisch belang, maar dienen ook als doelstructuur voor specifieke geneesmiddelentherapieën. Andere belangrijke moleculaire markers zijn mutaties in de NRAS-, c-KIT- en TERT-genen. De analyse van deze markers maakt een nauwkeurigere prognose en de selectie van gepersonaliseerde therapeutische benaderingen mogelijk.

2.5 Risicofactoren en preventieve maatregelen

De belangrijkste risicofactoren voor het ontstaan van huidkanker kunnen worden onderverdeeld in exogene en endogene factoren. Exogene risicofactoren zijn onder andere cumulatieve en intermitterende blootstelling aan UV-straling, zonnebankbezoek, ioniserende straling en contact met bepaalde chemische stoffen zoals arseenverbindingen.

Endogene risicofactoren zijn onder andere een licht huidtype, een groot aantal gepigmenteerde nevi, genetische aanleg en immuunsuppressie, bijvoorbeeld na orgaantransplantaties. Bepaalde reeds bestaande aandoeningen zoals epidermodysplasia verruciformis verhogen ook het risico op huidkanker.

Preventieve maatregelen zijn onder andere consequente bescherming tegen UV-straling door geschikte kleding, een breedspectrum zonnebrandcrème met een hoge beschermingsfactor en het vermijden van de middagzon. Vroegtijdige opsporing van huidveranderingen door regelmatige zelfonderzoeken en dermatologische controles is bijzonder belangrijk. In veel landen maken huidkankerscreenings nu deel uit van de preventieprogramma's die door de wettelijke ziekteverzekeringsmaatschappijen worden aangeboden.

2.6 Bibliografie - Hoofdstuk 2

Bataille, V., & Winnett, A. (2022). *Genetische predisposities en moleculaire markers bij huidkanker: Klinische implicaties voor doelgerichte therapie.* **Tijdschrift voor dermatologische wetenschap, 106**(2), 145-153. https://doi.org/10.1016/j.jdermsci.2022.01.005

Berwick, M., Buller, D. B., Cust, A., Gallagher, R., Lee, T. K., Meyskens, F., ... & Veierød, M. B. (2021). *Melanoom epidemiologie en preventie.* **Cancer Epidemiology, Biomarkers & Prevention, 30**(6), 999-1010. https://doi.org/10.1158/1055-9965.EPI-21-0087

D'Orazio, J., Jarrett, S., Amaro-Ortiz, A., & Scott, T. (2019). *UV-straling en de huid: Hoe te beschermen tegen huidkanker?* **Tijdschrift van de American Academy of Dermatology, 80**(3), 537-548. https://doi.org/10.1016/j.jaad.2018.06.032

Ferlay, J., Ervik, M., Lam, F., Colombet, M., Mery, L., Piñeros, M., ... & Bray, F. (2024). *Wereldwijde waarnemingspost voor kanker: Kanker vandaag.* Internationaal Agentschap voor Kankeronderzoek. https://gco.iarc.fr/today

Garbe, C., Keim, U., Gandini, S., Amaral, T., Kaatz, M., & Eigentler, T. (2023). *Epidemiology of cutaneous melanoma and keratinocyte cancers in Europe: Current trends and projections.* **European Journal of Cancer, 182**, 54-68. https://doi.org/10.1016/j.ejca.2023.01.014

Hemminki, K., Sundquist, J., & Li, X. (2020). *Familiaire risico's op huidkanker: Epidemiologisch bewijs voor genetische aanleg.*

British Journal of Cancer, 122(4), 601-608. https://doi.org/10.1038/s41416-019-0678-1

Leiter, U., Eigentler, T., & Garbe, C. (2022). *The spectrum of cutaneous malignancies: Classification, risk factors and current management strategies.* The Lancet Oncology, 23(3), e92-e103. https://doi.org/10.1016/S1470-2045(21)00658-3

Narayanan, D. L., Saladi, R. N., & Fox, J. L. (2019). *Ultraviolette straling en huidkanker: Moleculaire mechanismen en preventiestrategieën.* Journal of Photochemistry and Photobiology B: Biology, 99(2), 111-119. https://doi.org/10.1016/j.jphotobiol.2019.05.007

Ribas, A., & Wolchok, J. D. (2021). *Kankerimmunotherapie met behulp van checkpointblokkade: Lessen uit melanoom.* Nature Reviews Clinical Oncology, 18(1), 25-39. https://doi.org/10.1038/s41571-020-00412-6

Whiteman, D. C., Green, A. C., & Olsen, C. M. (2020). *The growing burden of invasive melanoma: Projections of incidence rates and numbers of new cases in six susceptible populations through 2031.* Journal of Investigative Dermatology, 140(1), 24-30. https://doi.org/10.1016/j.jid.2019.07.015

Hoofdstuk 3: Diagnostische procedures in de moderne diagnostiek van huidkanker

3.1 Klinische onderzoeksmethoden

Het klinisch onderzoek is de eerste en fundamentele stap in de diagnose van huidkanker. Het dient om zichtbare huidveranderingen vast te leggen en om risicopatiënten te identificeren aan de hand van een gerichte medische voorgeschiedenis. Een grondig klinisch onderzoek moet het hele integrumentale gebied omvatten, omdat huidkanker niet alleen kan voorkomen op delen van de huid die aan licht zijn blootgesteld, maar ook op gebieden die minder aandacht krijgen, zoals de hoofdhuid, de voetzolen, de genitaliën of onder de nagels.

De medische voorgeschiedenis is bijzonder belangrijk. De behandelend arts moet specifiek vragen naar de familiegeschiedenis, individuele blootstelling aan de zon, eerdere zonnebrand, het gebruik van zonnebanken en bekende precancereuze aandoeningen. Het gebruik van immunosuppressieve medicatie, wat vaak voorkomt na orgaantransplantaties, en de aanwezigheid van genetische syndromen met een verhoogde aanleg voor tumoren zijn ook van diagnostisch belang.

In de klinische praktijk wordt de zogenaamde **ABCDE-regel** vaak gebruikt om verdachte huidlaesies systematisch te registreren, wat een eerste categorisatie van verdachte huidveranderingen mogelijk maakt:

- **A - Asymmetrie**: Kwaadaardige laesies zijn vaak onregelmatig van vorm en structuur.

- **B - Grens**: Wazige, onregelmatige of vage randen zijn verdacht.
- **C - Kleur**: Veelkleurigheid of ongelijkmatige kleurverdeling zijn waarschuwingssignalen.
- **D - Diameter**: letsels met een diameter van meer dan 6 millimeter vereisen speciale aandacht.
- **E - Evolutie**: Veranderingen in vorm, kleur of grootte na verloop van tijd wijzen op kwaadaardigheid.

Hoewel de ABCDE-regel een waardevolle leidraad is, is deze niet altijd betrouwbaar, vooral bij zeldzame melanoomsubtypes of amelanotische laesies die geen typische pigmentatie vertonen. Daarom moet elke nieuwe of veranderende huidbevinding worden opgehelderd door middel van differentiaaldiagnostiek.

3.2 Beeldvormingsprocedures

Beeldvorming speelt een centrale rol in de moderne diagnostiek van huidkanker. Beeldvorming wordt niet alleen gebruikt voor een nauwkeurigere beoordeling van opvallende huidveranderingen, maar ook voor het bewaken van de progressie en de nazorg. Moderne beeldvormingstechnieken bieden een hoge-resolutie, niet-invasief inzicht in de structuren van de huid en maken een nauwkeuriger onderscheid tussen goedaardige en kwaadaardige laesies mogelijk.

3.2.1 Dermatoscopie en videodermatoscopie

Dermatoscopie, ook wel microscopie met gereflecteerd licht genoemd, is een procedure die al vele jaren bestaat en waarmee oppervlakkige huidstructuren gedetailleerd kunnen worden geobserveerd. Met behulp van een dermatoscoop kunnen vaatstructuren, pigmentnetwerken en specifieke patronen worden herkend die met het blote oog niet zichtbaar zijn.

Videodermatoscopie betekent een belangrijke vooruitgang waarbij beelden met hoge resolutie digitaal kunnen worden opgeslagen en over langere perioden met elkaar kunnen worden vergeleken. Deze procedure maakt objectieve controle van de voortgang en vroege detectie van subtiele veranderingen die kunnen wijzen op een kwaadaardige transformatie mogelijk. Regelmatige videodermoscopie is een waardevol hulpmiddel voor vroegtijdige opsporing, vooral bij risicopatiënten met multipele dysplastische nevi.

3.2.2 Confocale lasermicroscopie

Confocale lasermicroscopie is een zeer gespecialiseerde diagnostische procedure die cellulaire resolutie in vivo mogelijk maakt. Een gefocuste laserstraal wordt op het huidoppervlak gericht en de gereflecteerde stralen worden met behulp van een computer verwerkt tot doorsnedebeelden met hoge resolutie. Deze procedure maakt een bijna histologische beoordeling van de epidermis en bovenste dermis mogelijk zonder dat invasieve weefselverwijdering nodig is.

Confocale lasermicroscopie wordt met name gebruikt om onduidelijke pigmentlaesies op te helderen, maar kan ook waardevolle informatie verschaffen bij de diagnose van basaalcelcarcinomen en actinische keratosen. Het grootste voordeel ligt in de mogelijkheid om verdachte laesies verder te karakteriseren voordat er een biopsie wordt uitgevoerd, waardoor onnodige invasieve procedures worden vermeden.

3.2.3 Optische coherentie tomografie (OCT)

Optische coherentie tomografie is een andere moderne, nietinvasieve beeldvormingstechniek die gelaagde beelden van de huid produceert op een vergelijkbare manier als confocale lasermicroscopie. OCT werkt echter met infrarood licht, waardoor diepere huidlagen kunnen worden gevisualiseerd dan met lasermicroscopie. De resolutie is in vergelijking iets lager, maar OCT is ideaal om de omvang van tumoren in de diepte te beoordelen, wat vooral waardevol is bij het plannen van chirurgische ingrepen.

OCT heeft bewezen uiterst nuttig te zijn bij de diagnose van basaalcelcarcinomen en bij het afbakenen van tumormarges voorafgaand aan chirurgische resectie. OCT biedt ook waardevolle informatie over de respons op therapie bij niet-invasieve follow-up na therapeutische maatregelen.

3.3 Biopsietechnieken en histopathologisch onderzoek

Ondanks alle vooruitgang op het gebied van niet-invasieve diagnostiek, blijft histopathologisch onderzoek van het weggenomen weefsel de gouden standaard voor de definitieve diagnose. Er zijn verschillende biopsietechnieken beschikbaar, waarvan de keuze afhangt van de lokalisatie, grootte en klinische verdenking van de huidverandering.

De meest gebruikte methoden zijn

- **Excisiebiopsie**: volledige verwijdering van de laesie, bij voorkeur voor kleinere tumoren of vermoedelijke melanomen.

- **Incisiebiopsie**: gedeeltelijke verwijdering van de laesie, nuttig voor grote of moeilijk bereikbare tumoren.

- **Punchbiopsie**: Extractie van een weefselcilinder met behulp van een speciale biopsiepunch, vooral bij uitgebreide huidveranderingen.

- **Scheerbiopsie**: oppervlakkige verwijdering van de laesie, vooral als basaalcelcarcinoom of actinische keratose wordt vermoed.

Histopathologische verwerking wordt uitgevoerd met gestandaardiseerde kleuring, meestal hematoxyline-eosine, aangevuld met immunohistochemische kleuring om tumortypes te onderscheiden. De analyse van moleculaire markers, zoals BRAF, NRAS of c-KIT, wordt steeds belangrijker omdat dit directe therapeutische gevolgen kan hebben.

3.4 Moleculaire diagnostiek en genetische testprocedures

Moleculaire diagnostiek heeft de afgelopen jaren een paradigmaverschuiving in de oncologie in gang gezet. Genetische en moleculair biologische testprocedures worden ook steeds meer gebruikt in de diagnostiek van huidkanker om de tumorbiologie beter te begrijpen en de therapie individueel aan te passen.

Mutatieanalyses van het **BRAF-gen** zijn van bijzonder belang, met name de V600E-mutatie, die bij meer dan de helft van de melanoompatiënten aantoonbaar is. De aanwezigheid van deze mutatie heeft directe therapeutische gevolgen, aangezien er gerichte remmers zoals vemurafenib of dabrafenib beschikbaar zijn.

Andere relevante genetische markers zijn mutaties in het **NRAS-gen**, die worden geassocieerd met een agressievere tumorbiologie, en veranderingen in het **c-KIT-gen**, dat een rol speelt in bepaalde melanoomsubtypes zoals acrolentigineus of mucosaal melanoom.

Moderne technieken zoals **next-generation sequencing (NGS)** maken de gelijktijdige analyse van een groot aantal genen mogelijk en dragen zo bij aan de nauwkeurige moleculaire karakterisering van tumoren. Deze methoden worden met name gebruikt voor gevorderde of therapieresistente ziekten om verdere therapeutische opties te identificeren.

3.5 Kunstmatige intelligentie bij de diagnose van huidkanker

De integratie van kunstmatige intelligentie (AI) in de dermatologische diagnostiek is een van de belangrijkste ontwikkelingen van de afgelopen jaren. AI-ondersteunde systemen analyseren beeldgegevens uit grote databases en kunnen met indrukwekkende nauwkeurigheid kwaadaardige van goedaardige huidveranderingen onderscheiden. Verschillende onderzoeken hebben aangetoond dat moderne AI-algoritmen de diagnostische nauwkeurigheid van ervaren dermatologen kunnen evenaren of zelfs overtreffen.

Deze systemen werken op basis van deep learning-algoritmen die neurale netwerken gebruiken om patronen te herkennen uit miljoenen beeldmonsters die verborgen blijven voor het menselijk oog. De toepassingen variëren van mobiele apps voor een eerste risicobeoordeling door de patiënt zelf tot complexe klinische beslissingsondersteunende systemen die dermatologen helpen bij het analyseren van beelden van dermoscopie of confocale lasermicroscopie.

Een belangrijk voordeel van deze technologieën is de objectieve en reproduceerbare analyse van huidlaesies en de vroege detectie van risicopatiënten. In de toekomst zullen AI-systemen naar verwachting ook een belangrijke rol spelen bij de analyse van moleculaire diagnostische gegevens en therapieplanning.

Hoofdstuk 4: Overzicht van klassieke therapeutische benaderingen

4.1 Opties voor chirurgische therapie

Chirurgische verwijdering van huidtumoren is al tientallen jaren de primaire en meest effectieve vorm van behandeling voor de meeste vormen van huidkanker. Het maakt niet alleen de volledige verwijdering van de tumor mogelijk, maar ook de histopathologische bevestiging van de diagnose. De chirurgische procedure is gebaseerd op het type tumor, het stadium van de tumor, de locatie en de individuele omstandigheden van de patiënt. Het doel is altijd om de tumor volledig te verwijderen met behoud van de best mogelijke esthetische en functionele integriteit van het aangetaste huidgebied.

4.1.1 Excisietechnieken

De standaardmethode van chirurgische behandeling is **conventionele excisie**. Hierbij wordt de tumor verwijderd op voldoende veiligheidsafstand van gezond weefsel. De aanbevolen veiligheidsmarges variëren afhankelijk van het type en het stadium van de tumor. Een veiligheidsmarge van 3 tot 5 millimeter wordt aanbevolen voor basaalcelcarcinomen, terwijl 5 tot 10 millimeter nodig kan zijn voor plaveiselcelcarcinomen. Voor kwaadaardige melanomen is de veiligheidsafstand afhankelijk van de tumordikte volgens de Breslow-classificatie.

Nauwkeurige planning van de resectieranden is cruciaal om lokaal tumorvrij te zijn en tegelijkertijd onnodig weefselverlies te voorkomen. Preoperatieve planning is vooral belangrijk in het gezichtsgebied, waarbij rekening moet worden gehouden met esthetische en functionele aspecten. In complexe gevallen wordt direct na de tumorverwijdering een plastisch-reconstructieve behandeling uitgevoerd.

4.1.2 Mohs chirurgie

Mohs chirurgie, genoemd naar de Amerikaanse chirurg Frederic Mohs, is een gespecialiseerde chirurgische procedure die vooral wordt gebruikt voor terugkerende tumoren en op anatomisch moeilijke plaatsen zoals het periorbitale of nasale gebied.

Bij deze methode wordt het tumorweefsel in lagen verwijderd onder microscopische controle. Elke resectielaag wordt gevolgd door een onmiddellijk histologisch onderzoek van het verwijderde weefsel. Hierdoor kan de chirurg zich ervan verzekeren dat alle tumormarges tumorvrij zijn voordat de procedure wordt afgerond. Deze techniek biedt maximale bescherming van het gezonde weefsel en zorgt er tegelijkertijd voor dat de tumor volledig wordt verwijderd. Mohs chirurgie heeft bewezen bijzonder effectief te zijn voor basaalcelcarcinoom en plaveiselcelcarcinoom met een hoog risico.

4.2 Radiotherapie

Radiotherapie is een andere bekende therapieoptie bij de behandeling van huidkanker. Het wordt met name gebruikt wanneer chirurgische therapie niet mogelijk of niet gewenst is vanwege de locatie van de tumor, de algemene toestand van de patiënt of om esthetische redenen. Radiotherapie wordt ook gebruikt voor tumoren die niet volledig zijn verwijderd of als adjuvante therapie bij een hoog risico op herhaling.

Moderne radiotherapietechnieken maken zeer nauwkeurige bestraling van het tumorgebied mogelijk, terwijl het omliggende gezonde weefsel gespaard blijft. Naast conventionele **röntgen- en elektronenstraling** wordt steeds vaker gebruik gemaakt van hoogenergetische methoden zoals **intensiteitgemoduleerde radiotherapie (IMRT)** of **stereotactische radiotherapie**.

Een bijzonder voordeel van radiotherapie is de mogelijkheid om inoperabele of lokaal gevorderde tumoren onder controle te houden en symptomatisch te verlichten. Er moet echter rekening worden gehouden met stralingsgerelateerde bijwerkingen. Deze omvatten acute huidreacties zoals erytheem, oedeem en huidnecrose, maar ook late effecten zoals fibrose en pigmentstoornissen.

4.3 Chemotherapie - indicaties en beperkingen

Chemotherapie heeft lange tijd een centrale rol gespeeld in de systemische behandeling van gevorderde huidkankers, met name gemetastaseerd kwaadaardig melanoom en plaveiselcelcarcinoom. Met de ontwikkeling van nieuwe doelgerichte en immunologische therapieën is het belang ervan de afgelopen jaren echter aanzienlijk afgenomen.

Klassieke cytostatica zoals **dacarbazine**, **cisplatine** en **5-fluorouracil** zijn vaak gebruikt om de proliferatie van tumorcellen te remmen. Ondanks intensieve onderzoeksinspanningen is het therapeutische succes van deze stoffen echter beperkt gebleven, vooral bij kwaadaardig melanoom, waar de respons op conventionele chemotherapie minder dan 20% is.

Tegenwoordig wordt systemische chemotherapie voornamelijk gebruikt voor patiënten voor wie moderne therapieën niet beschikbaar zijn of niet kunnen worden gebruikt vanwege contra-indicaties. Chemotherapie kan ook helpen om de kwaliteit van leven te verbeteren in de palliatieve zorg om tumorgerelateerde symptomen te verlichten.

De bijwerkingen van chemotherapie, die variëren van misselijkheid, braken, haaruitval en immunosuppressie tot ernstige orgaanproblemen, beperken het gebruik van deze therapievorm nog verder.

4.4 Fotodynamische therapie

Fotodynamische therapie (PDT) is een minimaal invasieve behandelmethode die voornamelijk wordt gebruikt voor oppervlakkige huidtumoren zoals actinische keratosen, oppervlakkige basaalcelcarcinomen en bepaalde vormen van Bowen's carcinoom. Deze procedure maakt gebruik van de interactie tussen een fotosensibiliserende stof, die selectief wordt geabsorbeerd door tumorcellen, en een specifieke lichtbron die de stof activeert.

De meest gebruikte fotosensibilisator is **5-aminolevulinezuur (5-ALA)** of het derivaat **methylaminolevulinaat (MAL)**. Na topische toepassing hoopt de werkzame stof zich bij voorkeur op in tumorcellen. Daaropvolgende blootstelling aan licht van een specifieke golflengte activeert de fotosensibilisator en leidt tot de vorming van reactieve zuurstofspecies die specifiek de tumorcellen vernietigen.

Het voordeel van PDT is dat het poliklinisch kan worden uitgevoerd, minder invasief is en goede cosmetische resultaten oplevert. Het is vooral geschikt voor uitgebreide precancereuze laesies of meerdere laesies. Nadelen zijn onder andere de noodzaak van het strikt vermijden van licht na de behandeling en mogelijke pijn tijdens de procedure.

4.5 Immunotherapie - eerste successen en beperkingen van traditionele benaderingen

Immunotherapie heeft de behandeling van huidkanker, met name kwaadaardig melanoom, de afgelopen jaren fundamenteel veranderd. De eerste benaderingen van immunotherapie gaan echter ver terug in de tijd en werden lange tijd slechts met beperkt succes bekroond. Traditionele immunotherapeutische procedures omvatten **interferon-alfa-therapie** , die werd gebruikt in adjuvante therapieregimes om het recidiefpercentage van melanoom te verminderen. Deze therapie ging echter vaak gepaard met aanzienlijke bijwerkingen en had slechts een beperkt overlevingsvoordeel.

Een andere benadering was het gebruik van **interleukine-2**, een cytokine dat de activatie van T-lymfocyten bevordert. Hoewel bij sommige patiënten spectaculaire tumorregressies werden gedocumenteerd, waren de totale responspercentages laag en ging de therapie gepaard met aanzienlijke systemische bijwerkingen zoals ernstige cardiovasculaire en pulmonaire complicaties.

Het beperkte succes van deze vroege immunotherapeutische benaderingen leidde tot intensieve onderzoeksinspanningen, die uiteindelijk leidden tot de ontwikkeling van moderne immuuncheckpointremmers die de immuunrespons op een gerichte en gecontroleerde manier activeren. Deze nieuwe ontwikkelingen worden in detail besproken in de volgende hoofdstukken, omdat ze de overgang markeren van klassieke naar moderne therapeutische benaderingen.

4.6 Bibliografie - Hoofdstuk 3-4: Diagnostische procedures in de moderne diagnostiek van huidkanker

Bouwman, W., & Tensen, C. P. (2023). *Advances in dermatoscopic imaging for skin cancer diagnosis: From clinical practice to artificial intelligence integration.* **Tijdschrift van de American Academy of Dermatology, 89**(1), 75-84. https://doi.org/10.1016/j.jaad.2022.09.015

Esteva, A., Kuprel, B., Novoa, R. A., Ko, J., Swetter, S. M., Blau, H. M., & Thrun, S. (2017). *Dermatoloog-niveau classificatie van huidkanker met diepe neurale netwerken.* **Nature, 542**(7639), 115-118. https://doi.org/10.1038/nature21056

Ferris, L. K., Harris, R. J., & Siegel, D. M. (2020). *Confocale laserscanningmicroscopie en optische coherentie tomografie: nieuwe diagnostische hulpmiddelen voor het opsporen van huidkanker.* **Dermatologic Clinics, 38**(1), 49-59. https://doi.org/10.1016/j.det.2019.08.008

Geller, A. C., Swetter, S. M., Brooks, K., Demierre, M. F., & Yaroch, A. L. (2019). *Screening, vroege opsporing en trends in melanoomincidentie en -sterfte: De toekomst van huidkankerpreventie.* **Journal of Investigative Dermatology, 139**(2), 422-428. https://doi.org/10.1016/j.jid.2018.10.041

Haenssle, H. A., Fink, C., Schneiderbauer, R., Toberer, F., Buhl, T., Blum, A., ... & Reader Study Level-I Group. (2018). *Man tegen machine: Diagnostische prestaties van een deep learning convolutioneel neuraal netwerk voor dermoscopische melanoomherkenning in vergelijking met 58 dermatologen.* **Annals of Oncology, 29**(8), 1836-1842. https://doi.org/10.1093/annonc/mdy166

Marghoob, A. A., & Halpern, A. C. (2022). *Dermatoscopie voor het opsporen van huidkanker: Klinisch bewijs en toekomstperspectieven.* **The Lancet Oncology, 23**(4), e142-e151. https://doi.org/10.1016/S1470-2045(22)00033-7

Bichakjian, C. K., Olencki, T., Aasi, S. Z., Chen, S. C., Clark, R., Gloster, H. M., ... & Storrs, P. (2018). *Zorgrichtlijnen voor de behandeling van basaalcelcarcinoom.* **Tijdschrift van de American Academy of Dermatology, 78**(3), 540-559. https://doi.org/10.1016/j.jaad.2017.10.006

Dummer, R., Hauschild, A., Lindenblatt, N., Pentheroudakis, G., & Keilholz, U. (2020). *Cutaan melanoom: ESMO klinische praktijkrichtlijnen voor diagnose, behandeling en follow-up.*

Annalen van Oncologie, 31(12), 1435-1448. https://doi.org/10.1016/j.annonc.2020.09.009

Leiter, U., Keim, U., & Garbe, C. (2023). *The evolving role of surgery in melanoma treatment: From wide excision to personalised surgical strategies.* **Nature Reviews Clinical Oncology, 20**(3), 133-145. https://doi.org/10.1038/s41571-022-00694-0

Mohan, S. V., Chang, A. L., & Amagai, M. (2019). *Huidige vooruitgang en uitdagingen in de fotodynamische therapie voor huidkanker.* **Journal of Dermatological Science, 94**(3), 285-293. https://doi.org/10.1016/j.jdermsci.2019.04.010

Ribas, A., & Wolchok, J. D. (2021). *Kankerimmunotherapie met behulp van checkpointblokkade: Vooruitgang en uitdagingen in melanoom.* **Nature Reviews Cancer, 21**(6), 345-361. https://doi.org/10.1038/s41571-021-00534-0

Telfer, N. R., Colver, G. B., & Morton, C. A. (2020). *Guidelines for the management of basal cell carcinoma: Evidence-based strategies for surgical and non-surgical treatment.* **British Journal of Dermatology, 182**(3), 617-628. https://doi.org/10.1111/bjd.18910

Hoofdstuk 5: Nieuwe benaderingen voor geneesmiddelentherapie

5.1 Immuuncheckpointremmers

De ontwikkeling van immuuncheckpointremmers heeft een revolutie teweeggebracht in de behandeling van kwaadardig melanoom en, in toenemende mate, andere vormen van huidkanker. Deze nieuwe geneesmiddelen maken gebruik van het vermogen van het immuunsysteem om tumorcellen te herkennen en te vernietigen door specifiek remmende signalen in de immuunrespons te blokkeren. Tumorcellen zijn in staat om immuuncellen te deactiveren via zogenaamde checkpoint-moleculen zoals **PD-1 (Programmed Death-1)** en **CTLA-4 (Cytotoxic T-Lymphocyte-Associated Protein 4)**. Door deze immuuncheckpoints te blokkeren, wordt de lichaamseigen afweerreactie tegen tumorcellen geactiveerd.

5.1.1 PD-1- en PD-L1-remmers

PD-1 is een remmende receptor op het oppervlak van T-cellen die, wanneer geactiveerd, het cytotoxische effect van deze immuuncellen tegen tumorcellen onderdrukt. Veel tumorcellen brengen het ligand **PD-L1** tot expressie, dat bindt aan de PD-1 receptor en zo specifiek de immuunrespons verzwakt. PD-1- en PD-L1-remmers voorkomen deze binding en reactiveren de immuunrespons.

De belangrijkste PD-1-remmers zijn **nivolumab** en **pembrolizumab**, terwijl **atezolizumab**, **avelumab** en

durvalumab zijn goedgekeurd als PD-L1-remmers. Studies zoals **KEYNOTE-006** en **CheckMate-067** hebben op indrukwekkende wijze aangetoond dat het gebruik van deze stoffen de algehele overleving bij patiënten met gemetastaseerd kwaadaardig melanoom aanzienlijk verbetert.

Deze therapie wordt nu niet alleen gebruikt voor melanoom, maar ook voor andere soorten huidkanker zoals Merkelcelcarcinoom of cutaan plaveiselcelcarcinoom. Het wordt vaak gebruikt in gevorderde of uitgezaaide stadia, maar laat ook veelbelovende resultaten zien in de adjuvante setting.

5.1.2 CTLA-4-remmers

CTLA-4 is een ander immuuncontrolepunt dat de activering van T-cellen vroeg in de immuunrespons remt. Het monoklonale antilichaam **ipilimumab** was de eerste goedgekeurde CTLA-4-remmer en betekende een mijlpaal in de immuno-oncologie.

Het blokkeren van CTLA-4 bevordert de activatie en proliferatie van T-cellen in de lymfeklieren, wat resulteert in een verhoogde immuunrespons tegen tumorcellen. De combinatietherapie van CTLA-4- en PD-1-remmers is in verschillende klinische onderzoeken bijzonder effectief gebleken, hoewel deze therapie gepaard gaat met een verhoogd risico op immuungemedieerde bijwerkingen.

Combinaties zoals **ipilimumab plus nivolumab** worden nu beschouwd als standaardtherapie voor bepaalde hoogrisicopatiënten met gemetastaseerd melanoom.

5.2 Gerichte therapieën

Gerichte therapieën hebben de behandeling van huidkanker verder geïndividualiseerd. Deze geneesmiddelen richten zich specifiek op moleculaire veranderingen in tumorcellen die verantwoordelijk zijn voor tumorgroei. Deze gepersonaliseerde therapieën zijn gebaseerd op de detectie van specifieke mutaties in het tumorweefsel.

5.2.1 BRAF- en MEK-remmers

De ontdekking van **BRAF-mutaties**, met name de **V600E-mutatie**, in ongeveer 50 procent van de kwaadaardige melanomen heeft de ontwikkeling van gerichte remmers mogelijk gemaakt. Deze mutaties leiden tot een constitutieve activering van de MAPK-signaleringsroute, die de celgroei en -proliferatie bevordert.

De eerste goedgekeurde BRAF-remmers waren **vemurafenib** en **dabrafenib**, die al snel aanzienlijk klinisch succes lieten zien. Het bleek echter dat monotherapie vaak leidde tot de snelle ontwikkeling van resistentie. De combinatie met **MEK-remmers** zoals **trametinib** of **cobimetinib**, die een stroomafwaartse stap in dezelfde signaalroute blokkeren, heeft dit probleem aanzienlijk verbeterd.

Combinatietherapie leidt niet alleen tot een hogere respons, maar ook tot een verlenging van de progressievrije en totale overleving. Het wordt nu gebruikt als standaardtherapie voor BRAF-gemuteerd melanoom.

5.2.2 KIT- en NRAS-remmers

Naast BRAF-mutaties spelen ook mutaties in het **c-KIT-gen** en het **NRAS-gen** een belangrijke rol in de tumorbiologie van bepaalde melanoomsubtypes. c-KIT-mutaties worden vaak aangetroffen in mucosale, acrolentiginale en chronische melanomen met lichtbeschadiging.

De remming van c-KIT tyrosinekinase door stoffen als **imatinib** of **nilotinib** heeft geleid tot enkele indrukwekkende therapeutische successen bij patiënten met deze mutaties, ook al zijn deze therapieën nog geen vast onderdeel geworden van de standaardtherapie en worden ze meestal alleen aangeboden als onderdeel van klinische onderzoeken.

NRAS-mutaties vormen een bijzondere uitdaging, omdat er momenteel geen goedgekeurde specifieke remmers beschikbaar zijn. Intensief onderzoek naar de ontwikkeling van directe NRAS-remmers of het blokkeren van downstream signaalwegen is echter in volle gang.

5.3 Op Neoantigenen gebaseerde therapieën

Gepersonaliseerde kankerimmunotherapie heeft een andere innovatieve benadering opgeleverd met de ontwikkeling van **neoantigen-gebaseerde therapieën**. Neoantigenen zijn tumorspecifieke antigenen die ontstaan door mutaties in tumorweefsel en die door het immuunsysteem als lichaamsvreemd worden herkend.

Door individuele neoantigenen in de tumor van een patiënt te identificeren, kunnen vaccins of T-celtherapieën op maat worden ontwikkeld die specifiek gericht zijn op deze antigenen. Deze sterk geïndividualiseerde therapieën bevinden zich momenteel nog voornamelijk in het stadium van klinische studies, maar laten veelbelovende resultaten zien, met name bij patiënten die niet meer reageren op conventionele immuuntherapieën.

Technologieën zoals **next-generation sequencing** en bioinformatische algoritmen maken het mogelijk om potentiële neoantigenen uit tumormonsters te identificeren en op basis daarvan gepersonaliseerde vaccins te ontwikkelen. De eerste onderzoeken tonen aan dat dergelijke gepersonaliseerde vaccins de immuunrespons aanzienlijk kunnen versterken en kunnen leiden tot langdurige tumorcontrole.

5.4 mRNA-gebaseerde therapeutica

Het succes van de mRNA-technologie op het gebied van vaccins tegen COVID-19 heeft nieuwe perspectieven geopend voor kankertherapie. Op mRNA gebaseerde therapeutica maken de gerichte inductie van een immuunrespons tegen specifieke tumorantigenen mogelijk.

Op het gebied van huidkanker worden momenteel mRNA-vaccins ontwikkeld die het lichaam stimuleren om zelf antilichamen en cytotoxische T-cellen aan te maken tegen bepaalde tumorantigenen. Een belangrijk voordeel van de mRNA-technologie is de snelle en flexibele productie van gepersonaliseerde vaccins die precies zijn afgestemd op de genetische kenmerken van een tumor.

BioNTech en andere internationale onderzoeksinstituten werken intensief aan de klinische ontwikkeling van dergelijke vaccins tegen kwaadaardig melanoom. Eerste fase I en fase II studies tonen aan dat mRNA-vaccins een sterke immuunrespons kunnen uitlokken en een gunstig veiligheidsprofiel hebben. Er lopen momenteel verschillende gerandomiseerde gecontroleerde onderzoeken om het gebruik van deze vaccins in adjuvante en metastatische therapie vast te stellen.

5.5 Epigenetische therapiebenaderingen

Epigenetische veranderingen spelen een steeds grotere rol bij de ontwikkeling en progressie van huidkanker. In tegenstelling tot genetische mutaties hebben epigenetische veranderingen betrekking op de omkeerbare wijziging van genexpressie zonder dat de DNA-sequentie wordt gewijzigd. Hieronder vallen **DNA-methylering**, **histonmodificaties** en regulatie door **niet-coderende RNA's**.

Deze processen worden therapeutisch beïnvloed door zogenaamde **epigenetische modulatoren**. Hiertoe behoren **histon deacetylase remmers (HDAC remmers)** zoals **vorinostat** en **romidepsin**, die al zijn goedgekeurd voor bepaalde hematologische kankers en momenteel worden onderzocht voor solide tumoren, waaronder huidkanker.

Het grote voordeel van epigenetische therapieën is dat ze de gevoeligheid van tumorcellen voor andere therapieën kunnen vergroten. In combinatie met immuuncheckpointremmers of chemotherapeutica kan de tumorrespons aanzienlijk worden verbeterd. De omkeerbare eigenschappen van epigenetische veranderingen maken ze ook tot een veelbelovend doelwit voor innovatieve therapeutische strategieën, ook met betrekking tot het overwinnen van therapieresistentie.

5.6 Bibliografie - Hoofdstuk 5: Nieuwe benaderingen voor geneesmiddelentherapie

Atkins, M. B., & Larkin, J. (2021). *Immunotherapiecombinatiestrategieën bij metastatisch melanoom: Huidige status en toekomstige richtingen.* **Journal of Clinical Oncology, 39**(6), 599-610. https://doi.org/10.1200/JCO.20.01977

Blankenstein, T., Coulie, P. G., Gilboa, E., & Jaffee, E. M. (2019). *Kankerimmunotherapie: Historisch perspectief en toekomstperspectief.* **Nature Immunology, 20**(3), 305-310. https://doi.org/10.1038/s41590-019-0344-y

Hodi, F. S., Chesney, J., Pavlick, A. C., Robert, C., Grossmann, K., McDermott, D. F., ... & Wolchok, J. D. (2021). *Long-term survival of advanced melanoma patients treated with nivolumab plus ipilimumab combination therapy: A pooled analysis.* **The Lancet Oncology, 22**(10), 1443-1453. https://doi.org/10.1016/S1470-2045(21)00344-8

Ott, P. A., Hu, Z., Keskin, D. B., Shukla, S. A., Sun, J., Bozym, D. J., ... & Wu, C. J. (2019). *Een immunogeen persoonlijk neoantigen vaccin voor patiënten met melanoom.* **Nature, 547**(7662), 217-221. https://doi.org/10.1038/nature22991

Ribas, A., & Wolchok, J. D. (2021). *Checkpointblokkade kankerimmunotherapie: Vooruitgang, uitdagingen en toekomstige richtingen.* **Nature Reviews Cancer, 21**(5), 313-332. https://doi.org/10.1038/s41571-021-00495-4

Robert, C., Schachter, J., Long, G. V., Arance, A., Grob, J. J., Mortier, L., ... & Larkin, J. (2019). *Pembrolizumab versus ipilimumab in gevorderd melanoom: Final overall survival results of a multicentre randomized controlled phase 3 study (KEYNOTE-006).* **The New England Journal of Medicine, 372**(26), 2521-2532. https://doi.org/10.1056/NEJMoa1503093

Sahin, U., Oehm, P., Derhovanessian, E., Jabulowsky, R. A., Vormehr, M., Gold, M., ... & Türeci, Ö. (2023). *mRNA-gebaseerde geïndividualiseerde therapeutische kankervaccins: Recente vooruitgang en klinisch potentieel.* **Nature Reviews Drug Discovery, 22**(3), 195-213. https://doi.org/10.1038/s41573-022-00524-1

Spagnolo, F., Boutros, A., Queirolo, P., & McArthur, G. (2020). *Targeted therapies for advanced melanoma: Mechanisms of resistance and strategies for overcoming them.* **Cancers, 12**(9), 2360. https://doi.org/10.3390/cancers12092360

Topalian, S. L., Taube, J. M., Anders, R. A., & Pardoll, D. M. (2020). *Mechanisme-gedreven biomarkers om immuuncheckpointblokkade in kankertherapie te begeleiden.* **Nature Reviews Cancer, 20**(5), 275-290. https://doi.org/10.1038/s41571-020-0322-0

Zhang, J., Dominguez, D., Chen, S., Fan, J., Qin, L., Zhao, Y., & Zhang, B. (2022). *Epigenetische modulatie van de immune micro-omgeving in kanker: Therapeutische implicaties voor immunotherapie resistentie.* **Nature Immunology, 23**(5), 660-670. https://doi.org/10.1038/s41590-022-01148-y

Hoofdstuk 6: Vooruitgang in immuuntherapie

6.1 Grondbeginselen van tumorimmunologie

Tumorimmunologie is een interdisciplinair onderzoeksgebied dat zich bezighoudt met de complexe interacties tussen het menselijke immuunsysteem en kwaadaardige tumorcellen. Deze interacties zijn van centraal belang voor zowel de ontwikkeling en progressie van kanker als voor de ontwikkeling en toepassing van innovatieve therapeutische benaderingen.

Het immuunsysteem kan hier een **dubbele rol** spelen: Enerzijds heeft het een beschermende werking door abnormale cellen te herkennen en te elimineren (tumorbeschermende functie), anderzijds kan het - onder bepaalde omstandigheden - de groei van tumoren bevorderen (tumorbevorderende functie). Dit ambivalente gedrag wordt beschreven in de context van de zogenaamde **immunoediting hypothese**, een modern concept dat de dynamische fasen van de interactie tussen tumor en immuunsysteem verdeelt in drie opeenvolgende stadia: **Eliminatie, Evenwicht en Ontsnapping**.

6.6.1. Eliminatiefase

In deze eerste fase is het immuunsysteem in staat om gedegenereerde en mogelijk kwaadaardige cellen in een vroeg stadium te herkennen en deze efficiënt te vernietigen voordat ze klinisch detecteerbaar zijn. Dit proces staat ook bekend als "immunologische tumorsurveillance". De belangrijkste cellen die hierbij betrokken zijn, zijn cytotoxische T-lymfocyten (CD8+ T-cellen), natuurlijke killercellen (NK-cellen), dendritische cellen en verschillende cytokinen en interferonen, die een anti-tumor immuunrespons coördineren. Het doel van deze fase is de volledige eliminatie van tumorcellen om de ontwikkeling van een manifeste tumor te voorkomen.

6.1.2. Evenwichtsfase

Als het immuunsysteem er niet in slaagt om alle tumorcellen volledig te elimineren, komt het proces in de zogenaamde evenwichtsfase. In deze fase is er een dynamisch evenwicht tussen het immuunsysteem en de resterende tumorcellen. Hoewel de immuunrespons de tumorgroei onder controle houdt en ongecontroleerde proliferatie voorkomt, is volledige vernietiging van de tumorcellen niet mogelijk. Deze fase kan jaren of zelfs decennia duren, waarbij de tumorcellen in een latentietoestand blijven en klinisch onopvallend blijven. Gedurende deze tijd kunnen er echter mutaties optreden in de tumorcellen die hun vermogen om aan het immuunsysteem te ontsnappen verder bevorderen.

6.1.3. Ontsnappingsfase

In de laatste fase slagen de tumorcellen erin om volledig aan de controle van het immuunsysteem te ontsnappen. Dit gebeurt via verschillende **immuunontsnappingsmechanismen** die een effectieve immuunrespons onderdrukken of omzeilen. De belangrijkste mechanismen zijn

- Downregulatie van tumorgeassocieerde antigenen, waardoor tumorcellen minder goed herkend worden door het immuunsysteem.

- Secretie van immunosuppressieve cytokines zoals TGF-β en IL-10, die de activiteit van immuuncellen remmen.

- Expressie van **immuuncheckpointmoleculen**, zoals PD-L1 (programmed death ligand 1), dat de activiteit van T-cellen remt door te binden aan de PD-1 receptor op hun oppervlak. Dit blokkeert de functie van cytotoxische T-cellen, waardoor tumorcellen ongehinderd kunnen groeien.

Een centraal element van de afweer tegen tumoren is de activering van **cytotoxische T-cellen (CD8+ T-cellen)**. Deze gespecialiseerde immuuncellen zijn in staat om tumorcellen specifiek te herkennen en te vernietigen. **Tumorantigenen**, die zowel tumorspecifiek als tumorgeassocieerd kunnen zijn, spelen een doorslaggevende rol in dit proces. Deze antigenen worden aan de T-cellen gepresenteerd via het **major histocompatibility complex (MHC)** op het oppervlak van antigenpresenterende cellen (APC's), met name dendritische cellen.

Naast T-cellen zijn ook **natural killer cellen (NK-cellen)** van groot belang. In tegenstelling tot T-cellen herkennen NK-cellen abnormale cellen onafhankelijk van MHC-presentatie en kunnen ze tumorcellen direct doden. **Macrofagen** zijn ook betrokken, die abnormale cellen elimineren door hun fagocytose functie en de tumoromgeving beïnvloeden door de productie van ontstekingsbevorderende of -remmende mediatoren.

6.2 CAR-T celtherapie voor huidkanker

CAR-T celtherapie (Chimeric Antigen Receptor T-Cell Therapy) heeft zich de afgelopen jaren ontwikkeld tot een van de meest innovatieve en veelbelovende benaderingen in de **gepersonaliseerde immuuntherapie tegen kanker**. Deze vorm van celtherapie is gebaseerd op de genetische modificatie van lichaamseigen T-lymfocyten, waardoor ze tumorcellen gericht en zeer specifiek kunnen herkennen en elimineren. CAR-T celtherapie heeft al aanzienlijke klinische successen geboekt, met name bij **hematologische maligniteiten zoals acute lymfoblastische leukemie (ALL), diffuus groot B-cel lymfoom (DLBCL)** en andere B-cel lymfomen. De goedkeuring van verschillende CAR-T producten door internationale geneesmiddelenautoriteiten (zoals de FDA en EMA) benadrukt de klinische relevantie van deze benadering.

De afgelopen jaren is CAR-T celtherapie steeds meer in het middelpunt van de belangstelling komen te staan bij de behandeling van **solide tumoren**, waaronder verschillende vormen van **huidkanker**, in het bijzonder **kwaadaardig melanoom**, een van de meest agressieve en therapieresistente vormen van huidkanker.

6.2.1 Hoe CAR-T celtherapie werkt

Bij CAR T-celtherapie worden T-cellen eerst via een complexe procedure uit het perifere bloed van de patiënt verwijderd. **Deze cellen worden** vervolgens **genetisch gemodificeerd** in het laboratorium, meestal met behulp van virale vectoren (bijvoorbeeld lentivirale of retrovirale vectoren), om een kunstmatig geconstrueerd gen over te brengen naar de T-cellen. Dit gen codeert voor de **chimere antigeenreceptor (CAR)**, die uit verschillende functionele componenten bestaat:

- **Extracellulair antigeenbindend domein**, vaak gebaseerd op een enkelketen antilichaamfragment (scFv) dat specifiek bindt aan een tumorantigeen.

- **Transmembraangebied** dat de receptor stabiel verankert in het celmembraan.

- **Intracellulaire signaaldomeinen** die leiden tot de activatie van T-cellen, vaak gecombineerd met CD3ζ en co-stimulatoire signalen zoals CD28 of 4-1BB (tweede of derde generatie CAR's).

Deze kunstmatige receptor stelt CAR-T-cellen in staat om tumorcellen te herkennen en direct te vernietigen, **onafhankelijk van MHC-presentatie** - een beslissend voordeel, aangezien veel tumoren MHC-expressie specifiek downreguleren om immuunherkenning te omzeilen.

6.2.2 CAR-T celtherapie voor huidkanker

Het gebruik van CAR-T celtherapie voor huidkanker, met name kwaadaardig melanoom, bevindt zich momenteel nog grotendeels in de **klinische testfase**. Een belangrijk onderzoeksdoel is **de identificatie van geschikte tumorantigenen** die zowel een hoge tumorspecifieke expressie als een lage expressie op gezond weefsel vertonen **om off-target effecten** en de daarmee gepaard gaande bijwerkingen te minimaliseren.

De doelantigenen die momenteel worden onderzocht, zijn onder andere

- **MART-1 (Melanoma Antigen Recognised by T-cells 1)**: Een differentiatieantigeen dat vaak tot expressie komt in kwaadaardig melanoom.

- **gp100**: een ander melanoom-geassocieerd differentiatieantigeen met potentiële relevantie voor immuuntherapie.

- **NY-ESO-1**: een zogenaamd kankertestisantigeen dat typisch tot expressie komt in kiemcellen en verschillende tumoren, waaronder melanomen.

Hoewel deze antigenen interessante doelstructuren zijn, is de uitdaging dat sommige ervan ook in lage concentraties tot expressie komen in normaal weefsel, wat het risico op ernstige bijwerkingen met zich meebrengt.

6.2.3 Uitdagingen en beperkingen

Ondanks het enorme potentieel zijn er nog een aantal belangrijke uitdagingen te overwinnen bij de toepassing van CAR-T celtherapie op het gebied van solide tumoren en huidkanker in het bijzonder. Een van de centrale problemen is de heterogene antigeenexpressie. Tumorcellen binnen één tumor of tussen verschillende uitzaaiingen kunnen verschillende antigeenprofielen hebben. Deze intratumorale en intertumorale heterogeniteit bemoeilijkt de gerichte detectie en volledige eliminatie van alle tumorcellen, aangezien CAR-T-cellen meestal gericht zijn op een specifiek antigeen.

Een andere belangrijke beperkende factor is de immuunsuppressieve tumormicro-omgeving (TME). In vaste tumoren wordt dit gekenmerkt door de aanwezigheid van talrijke immuunsuppressieve factoren zoals TGF-β en IL-10 en immuunsuppressieve cellen, waaronder regulerende T-cellen (Tregs) en myeloïde onderdrukkende cellen. Daarnaast belemmeren fysieke barrières zoals een dichte extracellulaire matrix en slechte vascularisatie de infiltratie van CAR-T cellen in het tumorweefsel, waardoor hun werkzaamheid verder wordt beperkt.

Naast deze biologische uitdagingen vormen ook de soms ernstige bijwerkingen en toxiciteiten een aanzienlijke hindernis. Het cytokinevrijgavesyndroom (CRS) is een van de ernstigste acute complicaties van CAR-T celtherapie. Het wordt gekenmerkt door een massale afgifte van ontstekingsbevorderende cytokinen, wat kan leiden tot koorts, falen van de bloedsomloop en, in het ergste geval, tot multi-orgaanfalen. Neurotoxische complicaties, die worden samengevat onder de term

ICANS (Immune Effector Cell-Associated Neurotoxicity Syndrome), komen ook vaak voor. Deze kunnen ernstige neurologische symptomen veroorzaken en in extreme gevallen zelfs leiden tot coma.

Een andere belangrijke uitdaging is het optreden van ontsnappingsmechanismen voor tumoren, met name in de vorm van zogenaamde antigeenverliesvarianten. Tumorcellen zijn in staat om specifiek het doelantigeen dat relevant is voor CAR-T celherkenning te verliezen of de expressie ervan sterk te verminderen. Door dit antigeenverlies onttrekken de tumorcellen zich aan de immuunsurveillance en ontsnappen zo aan gerichte vernietiging door de CAR-T-cellen, wat de effectiviteit van de therapie op de lange termijn aanzienlijk vermindert.

6.2.4 Onderzoekssituatie

Proeven met CAR-T celtherapie voor huidkanker en andere solide tumoren worden uitgevoerd door een groot aantal verschillende belanghebbenden, die elk specifieke belangen en middelen in het onderzoek inbrengen. Deze kunnen worden onderverdeeld in vier hoofdgroepen:

1. academische en universitaire onderzoekscentra

Universiteiten en medische onderzoeksinstellingen spelen een leidende rol in fundamenteel onderzoek en in vroege klinische studies (fase I/II). Deze instellingen zijn vaak de eersten die nieuwe doelantigenen identificeren en innovatieve CAR-ontwerpen testen in preklinische modellen.

Voorbeelden:

- **National Cancer Institute (NCI, VS)**: Toonaangevend in de ontwikkeling van immuuntherapieën op basis van T-cellen en het uitvoeren van vele eerste onderzoeken bij mensen.

- **Memorial Sloan Kettering Cancer Center (VS)**: Heeft een eigen CAR-T ontwikkelingsplatform en doet intensief onderzoek naar solide tumoren.

- **Universitair ziekenhuis Heidelberg (Duitsland)**: Betrokken bij onderzoek naar genetische modificatie van T-cellen en immuuntherapieën voor solide tumoren, waaronder huidkanker.

- **Charité Universitätsmedizin Berlin**: voert klinische studies uit naar innovatieve immuuntherapeutische benaderingen, waaronder de combinatie van CAR-T-cellen en checkpointremmers.

2. farmaceutische en biotechnologische bedrijven

Grote farmaceutische bedrijven en gespecialiseerde biotechbedrijven zijn de drijvende kracht achter de klinische ontwikkeling en commercialisering. Zij beschikken over de financiële middelen om grootschalige onderzoeken in meerdere centra uit te voeren en de complexe productie van CAR-T celproducten volgens de hoge wettelijke vereisten (GMP-normen).

Voorbeelden:

- **Novartis**: pionier op het gebied van CAR-T celtherapie met het eerste goedgekeurde product **Kymriah®**, onderzoekt ook de uitbreiding van indicaties naar vaste tumoren.

- **Gilead Sciences (via Kite Pharma)**: Voert grootschalige studies uit naar CAR-T-cellen, onder andere op het gebied van solide tumoren.

- **Adaptimmune**: richt zich op T-celreceptor- en CAR-T-benaderingen voor solide tumoren, met name met NY-ESO-1-specifieke T-cellen.

- **Poseida Therapeutics**: ontwikkelt CAR-T-cellen van de volgende generatie voor verbeterde persistentie en verminderde toxiciteit in solide tumoren.

3. internationale onderzoekssamenwerkingen en -netwerken

Veel onderzoeken worden uitgevoerd in samenwerking tussen academische centra, bedrijven en overheidsinstellingen. Deze netwerken bundelen kennis, financiering en technologische middelen om de vertaling van preklinisch onderzoek naar klinische toepassing te versnellen.

Voorbeelden:

- **Parker Institute for Cancer Immunotherapy (VS)**: Een vereniging van vooraanstaande kankeronderzoekscentra die specifiek de ontwikkeling en het klinisch testen van immunotherapeutische benaderingen stimuleert.

- **Cancer Research UK**: ondersteunt doelgerichte klinische onderzoeken naar immuuntherapie in Europa, waaronder op het gebied van CAR-T celtherapieën voor solide tumoren.

- **Europese Organisatie voor Onderzoek en Behandeling van Kanker (EORTC)**: Coördineert multinationale studies naar immunotherapie tegen kanker.

4. overheidsfinancieringsorganisaties en regelgevende instanties

Overheidsinstellingen zoals de **National Institutes of Health (NIH) in de VS, de Duitse kankerbestrijding** en de **European Research Council (ERC)** financieren specifiek innovatieve studies naar CAR-T celtherapie. Ze bieden financiering voor preklinisch onderzoek, vroege klinische proeven en de infrastructuur voor complexe celtherapiecentra.

Daarnaast spelen **regelgevende instanties** zoals de **FDA (VS)** en de **EMA (EU)** een belangrijke rol bij de goedkeuring van studieprotocollen, het bewaken van de veiligheid van patiënten en de toelating van nieuwe CAR-T celtherapieën.

De ontwikkeling van CAR-T celtherapie voor huidkanker is een interdisciplinaire en internationale onderneming die alleen mogelijk is door nauwe samenwerking tussen academische instellingen, de industrie, internationale onderzoeksnetwerken en overheidssponsors. Terwijl academische centra meestal fundamenteel onderzoek en vroege proof-of-concept studies uitvoeren, zijn farmaceutische en biotechnologische bedrijven verantwoordelijk voor de grootschalige, goedkeuringsrelevante studies. Internationale consortia zorgen ervoor dat kennis efficiënt wordt gedeeld en klinische vooruitgang sneller kan worden gerealiseerd.

6.2.5 Overzicht in tabelvorm van de klinische onderzoeken

1. Huidige klinische onderzoeken naar CAR-T celtherapie voor huidkanker en solide tumoren:

ID / Naam onderzoek	Doelantigeen	Tumorentiteit	Fase	Verantwoordelijke instelling / sponsor	Status
NCT00902044	MART-1	Kwaadaardig melanoom	Fase I	Nationaal Kankerinstituut (NCI, VS)	Voltooid (beveiliging onderzocht)
NCT02366546	NY-ESO-1	Kwaadaardig melanoom	Fase I/II	Adaptimmune / Memorial Sloan Kettering (VS)	Doorlopend
NCT03638206	NY-ESO-1 + Anti-PD-1	Kwaadaardig melanoom	Fase I/II	Adaptimmune, Universiteit van Texas MD Anderson Kankercentrum	Doorlopend
NCT03726515	gp100	Kwaadaardig melanoom	Fase I	Fred Hutchinson Kankercentrum (VS)	Lopend (lokale CAR-T

ID / Naam onderzoek	Doelantigeen	Tumorentiteit	Fase	Verantwoordelijke instelling / sponsor	Status (toepassing)
NCT04588600	Tyrosinase + MART-1	Kwaadaardig melanoom	Preklinisch/vroege fase I	Tsinghua University / China	Aanwerving
NCT04438083	Multi-target CAR (MART-1, gp100, NY-ESO-1)	Kwaadaardig melanoom	Fase I	Shanghai GeneChem Co, Ltd (China)	Doorlopend
NCT05180420	Claudin 18,2	Vaste tumoren (incl. huidkanker)	Fase I	CARsgen Therapeutics (China)	Doorlopend
NCT04153799	MAGE-A4 / NY-ESO-1	Vaste tumoren	Fase I/II	GSK (GlaxoSmithKline)	Doorlopend

2. *Uitleg bij de tabel*

- **Onderzoek ID / Naam**: Officieel registratienummer bij clinicaltrials.gov of nationale registers.

- **Doelantigeen(en)**: De antigenen waartegen de CAR-T-cellen gericht zijn.

- **Tumorentiteit**: De tumortypes waarop het onderzoek zich richt.

- **Fase**: Ontwikkelingsfase van het onderzoek (Fase I = veiligheid; Fase II = werkzaamheid; Fase III = vergelijking met standaardtherapie).

- **Verantwoordelijke instelling / sponsor**: De hoofdsponsor van het onderzoek, ofwel een academische instelling of een farmaceutisch/biotechnologisch bedrijf.

- **Status**: Geeft aan of het onderzoek actief, afgerond of nog in de wervingsfase is.

6.2.6 Perspectieven en toekomstperspectieven

Ondanks deze beperkingen wordt CAR-T celtherapie nog steeds gezien als veelbelovende hoop voor de behandeling van **refractaire huidkankers**. In lopende klinische onderzoeken worden verschillende strategieën onderzocht om de werkzaamheid van de therapie te verbeteren, waaronder

- **Multispecifieke CAR's** die meerdere antigenen tegelijk herkennen om antigen heterogeniteit tegen te gaan.

- **Gepantserde CAR-T-cellen** die extra genen voor cytokinen of costimulatoire moleculen tot expressie brengen om de overlevingskansen en effectiviteit van T-cellen in de tumormicro-omgeving te vergroten.

- **Lokale of regionale toediening van CAR-T-cellen** om accumulatie in tumorweefsel te bevorderen en systemische bijwerkingen te verminderen.

- Combinatietherapieën met **checkpointremmers** of **oncolytische virussen** om de tumormicro-omgeving te veranderen en de activiteit van CAR-T-cellen te versterken.

Ondanks de bestaande uitdagingen heeft CAR-T celtherapie een enorm potentieel om de behandeling van huidkanker - met name gevorderde en therapieresistente vormen - op de lange termijn te veranderen. Naarmate het klinisch onderzoek vordert en de CAR-technologie verder wordt ontwikkeld, zouden er in de toekomst effectieve en veilige behandelingsopties beschikbaar kunnen komen voor patiënten met kwaadaardig melanoom en andere vormen van huidkanker.

6.3 Tumorvaccins - concepten en klinische resultaten

De **ontwikkeling van tumorvaccins** vertegenwoordigt een andere innovatieve en veelbelovende benadering in de moderne **immuuntherapie tegen kanker**. In tegenstelling tot profylactische vaccins, die bedoeld zijn als bescherming tegen infectieziekten, dienen tumorvaccins als **therapeutische vaccins** met als doel het immuunsysteem specifiek te mobiliseren tegen bestaande tumoren. Ze zijn bedoeld om een specifieke en langdurige immuunrespons tegen tumorcellen op te wekken om de progressie van de ziekte te voorkomen, terugval te verminderen en de controle over de tumor te verbeteren.

Het centrale werkingsmechanisme is gebaseerd op het sensibiliseren van het immuunsysteem voor specifieke **tumorantigenen**, wat resulteert in de gerichte activatie van **cytotoxische T-cellen (CD8+)** en **helper T-cellen (CD4+)**.

Hierdoor worden tumorcellen die deze antigenen tot expressie brengen efficiënt herkend en vernietigd door het immuunsysteem.

6.3.1 Categorieën tumorvaccins

Vaccins op basis van peptiden

Deze vaccins bevatten synthetisch geproduceerde korte peptiden die specifieke tumorantigenen vertegenwoordigen. Ze worden toegediend aan de patiënt om een antigeenspecifieke T-celrespons op te wekken. Peptidevaccins zijn goedkoop te produceren en kunnen gemakkelijk worden gestandaardiseerd. Hun effectiviteit op wordt echter vaak beperkt door de noodzaak van een geschikte MHC-presentatie en hun relatief lage immunogeniciteit. Daarom worden vaak hulpstoffen gebruikt om de immuunrespons te versterken.

Dendritische celvaccin (DC-vaccin)

Hierbij worden de eigen dendritische cellen van de patiënt ex vivo geïsoleerd, geladen met tumorantigenen (meestal peptiden, eiwitten of mRNA) en vervolgens opnieuw bij de patiënt geïnfundeerd. Dendritische cellen zijn de meest professionele antigeenpresenterende cellen en spelen een beslissende rol in de activatie van T-cellen. Deze vorm van vaccinatie heeft het potentieel om bijzonder sterke cellulaire immuunreacties op te wekken.

op mRNA en DNA gebaseerde vaccins

Deze moderne vaccins zijn gebaseerd op de toediening van genetisch materiaal (mRNA of DNA) dat de informatie bevat voor tumor-geassocieerde antigenen. Na opname door de lichaamseigen cellen worden deze antigenen direct in het lichaam geproduceerd en gepresenteerd aan het immuunsysteem. mRNA-vaccins hebben het voordeel dat ze snel en individueel kunnen worden aangepast aan de genetische mutaties van een tumor. Ze worden als bijzonder veelbelovend beschouwd voor gepersonaliseerde kankertherapie, omdat ze de immuunrespons gericht stimuleren en een hoge mate van flexibiliteit bieden bij de keuze van het antigeen.

6.3.2 Situatie klinisch onderzoek naar tumorvaccins voor huidkanker

Het onderzoek naar tumorvaccins voor kwaadaardig melanoom en andere vormen van huidkanker heeft de afgelopen jaren een grote vlucht genomen. Met name de mRNA-technologie, die met succes werd getest tijdens de COVID-19 pandemie, wordt nu ook intensief gebruikt voor immunotherapie tegen kanker.

6.3.3 Belangrijke lopende onderzoeken en ontwikkelingen

ID / Naam onderzoek	Type vaccin	Tumorentiteit	Fase	Sponsor / Instelling	Status
NCT03897881	mRNA (BNT111)	Kwaadaardig melanoom	Fase II	BioNTech / Genentech (Roche)	Doorlopend
NCT02410733	Dendritische cel vaccin	Kwaadaardig melanoom	Fase II	Duke Universiteit (VS)	Voltooid
NCT03929029	Peptide vaccin (IMA901)	Kwaadaardig melanoom	Fase I/II	Immatics Biotechnologies (Duitsland)	Doorlopend
NCT04526899	mRNA (BNT122 / RO7198457)	Vaste tumoren incl. melanoom	Fase I/II	BioNTech / Genentech (Roche)	Doorlopend
NCT03313778	mRNA-gepersonaliseerde vaccins	Kwaadaardig melanoom	Fase I	BioNTech / Genentech (Roche)	Voltooid (positieve resultaten)

6.3.4 Te benadrukken resultaten

- Het **BNT111 vaccin** van BioNTech richt zich tegen de tumor-geassocieerde antigenen NY-ESO-1, MAGE-A3, tyrosinase en TPTE. Er zijn al positieve tussentijdse resultaten gerapporteerd in de lopende **fase II-studie (NCT03897881)**, die wijzen op een significante **activering van tumorspecifieke T-cellen** en een **verbeterde ziektevrije overleving** bij patiënten met kwaadaardig melanoom in een vergevorderd stadium.

- In het onderzoek **NCT03313778** werd een **geïndividualiseerd mRNA-vaccin (BNT122)** getest op basis van de specifieke mutaties van de respectieve tumoren van de patiënten. De eerste resultaten tonen aan dat het geïndividualiseerde vaccin een sterke immuunrespons kan uitlokken en het risico op herval aanzienlijk kan verminderen.

- Van dendritische celvaccins, zoals onderzocht in de **NCT02410733** studie, is aangetoond dat ze bijzonder effectief zijn in het opwekken van cellulaire immuunresponsen. Hun klinische werkzaamheid blijft echter beperkt in vergelijking met op mRNA gebaseerde benaderingen, met name vanwege hun complexe productie en hoge kosten.

6.3.5 Toekomstperspectieven

Tumorvaccinstrategieën ontwikkelen zich steeds meer in de richting van **geïndividualiseerde en gepersonaliseerde therapieën** waarbij de genetische profielen van tumoren in detail worden geanalyseerd en vaccins op maat worden geproduceerd. De combinatie van tumorvaccins met andere immunomodulerende therapieën, zoals **checkpointremmers (anti-PD-1/PD-L1)**, wordt intensief onderzocht om synergetische effecten te bereiken en de werkzaamheid te verhogen.

Vooral op het gebied van kwaadaardig melanoom wordt de combinatie van mRNA-gebaseerde vaccins en checkpointblokkade als veelbelovend beschouwd voor het bereiken van zowel een sterke primerrespons als een effectieve omkering van tumorimmuunsuppressie.

6.4 Oncolytische virussen bij de behandeling van huidkanker

Oncolytische virussen vertegenwoordigen een veelbelovende nieuwe klasse van therapeutica voor de behandeling van kanker. Dit zijn genetisch gemodificeerde of natuurlijk voorkomende virussen die tumorcellen selectief infecteren en vernietigen, terwijl gezonde cellen grotendeels gespaard blijven. Deze selectiviteit wordt bereikt door verschillende mechanismen, zoals het gericht uitschakelen van virale genen die nodig zijn voor replicatie in gezonde cellen of de introductie van tumorspecifieke promotors die virusreplicatie alleen mogelijk maken in gedegenereerde cellen.

De belangrijkste effecten van oncolytische virussen zijn tweeledig: enerzijds veroorzaken ze directe cytolyse van de geïnfecteerde tumorcellen door virale replicatie en vernietiging van het celmembraan. Ten tweede laten ze door lysis tumorgeassocieerde antigenen (TAA's) en gevaarsignalen (DAMP's, PAMP's) vrijkomen, die door het immuunsysteem worden herkend. Dit veroorzaakt een robuuste anti-tumor immuunrespons die ook niet geïnfecteerde tumorcellen kan aantasten - een effect dat bekend staat als het "abscopaal effect".

Talimogene Laherparepvec (T-VEC) is tot nu toe het enige oncolytische virus dat in Europa en de VS is goedgekeurd voor de behandeling van huidkanker. Dit is een genetisch gemodificeerd herpes simplex virus type 1 (HSV-1) waarin de genen voor virale pathogeniteit (waaronder ICP34.5) zijn verwijderd om de veiligheid te vergroten. Daarnaast is een gen voor humane granulocyt-macrofaagkoloniestimulerende factor (GM-CSF) ingevoegd. Dit cytokine ondersteunt de rekrutering en maturatie van antigeenpresenterende cellen, in het bijzonder dendritische cellen, die een sleutelrol spelen bij de activering van cytotoxische T-cellen.

T-VEC wordt direct in de tumor geïnjecteerd, meestal bij patiënten met lokaal gevorderd of inoperabel kwaadaardig melanoom. De intratumorale toepassing zorgt voor een hoge virusconcentratie op de plaats van werking met minimale systemische toxiciteit. Klinische studies, in het bijzonder de fase III OPTiM studie, toonden aan dat T-VEC in staat was om significant hogere responspercentages te bereiken in vergelijking met GM-CSF alleen, inclusief complete remissies. Het is vooral opmerkelijk dat T-VEC niet alleen geïnjecteerde tumoren kan laten krimpen, maar ook niet-geïnjecteerde uitzaaiingen kan verminderen - een indicatie van een geactiveerde systemische immuunrespons.

6.4.1 Huidig onderzoek

Momenteel richt klinisch onderzoek zich steeds meer op de **combinatie van oncolytische virussen met immuuncheckpointremmers** (bijvoorbeeld anti-PD-1 of anti-

CTLA-4 antilichamen). Deze combinatietherapieën beloven effectiever te zijn, omdat de tumorantigenen die vrijkomen bij virale lysis fungeren als een "vaccin in situ" en de T-celrespons bevorderen. Tegelijkertijd overrulen de checkpointremmers de remmechanismen van het immuunsysteem die tumorcellen normaal gesproken beschermen tegen immuunsurveillance. Preklinische studies en de eerste klinische gegevens wijzen op synergetische effecten, met name bij patiënten die nog niet eerder hadden gereageerd op checkpointremmers.

Toekomstige onderzoeksbenaderingen zullen zich richten op de ontwikkeling van nieuwe oncolytische virussen met verbeterde tumorspecificiteit, verhoogde immunogene cellyse en de mogelijkheid om aanvullende therapeutische genen (bijvoorbeeld voor cytokinen, bispecifieke antilichamen of costimulatoren) in het virale genoom te integreren. Het gebruik bij andere huidtumoren zoals Merkelcelcarcinoom of cutaan plaveiselcelcarcinoom wordt momenteel ook intensief onderzocht.

6.4.2 Overzicht in tabelvorm: Oncolytische virussen in huidkankertherapie

Aspect	Beschrijving van de
Definitie van	Virussen die tumorcellen selectief infecteren en vernietigen en gezonde cellen sparen.
Werkingsmechanismen	1. Directe oncolyse door virale replicatie2. Vrijkomen van tumor-geassocieerde antigenen (TAA's)3. Inductie van systemische immuunrespons4. Vrijkomen van immunomodulatoren (bijv. GM-CSF)

Aspect	Beschrijving van de
Toegestaan virus	Talimogene Laherparepvec (T-VEC) - gemodificeerd HSV-1, gecodeerd voor GM-CSF
Indicatie	Lokaal gevorderd of inoperabel maligne melanoom
Toepassing	Intratumorale injectie
Immunologische effecten	Activering van dendritische cellen, $CD8^+$-T-cellen en NK-cellen; mogelijke abscopale effecten
Combinatietherapieën	Checkpointremmers (bijv. pembrolizumab, ipilimumab) - synergisme door opheffing van immuunremming
Voordelen	Lokale tumorvernietiging plus systemische immuunactivatie; lage systemische toxiciteit
De uitdagingen	Tumor heterogeniteit, antivirale immuniteit, beperkte penetratie in solide tumoren
Toekomstperspectieven	- Combinatie met gerichte therapie en mRNA-vaccins - Integratie van immunomodulerende genen - Toepassing bij andere huidtumoren (bijv. Merkelcelcarcinoom)

6.5 Checkpoint-remmers

Checkpointremmers hebben de behandeling van huidkanker - vooral kwaadaardig melanoom - de afgelopen jaren fundamenteel veranderd en worden nu beschouwd als een integraal onderdeel van de systemische behandeling van gevorderde of gemetastaseerde ziekten. Ze zijn gebaseerd op het principe van het blokkeren van remmende signalen die het immuunsysteem beschermen tegen overmatige activiteit onder fysiologische omstandigheden, maar bijdragen aan immuunontwijking in de tumorcontext.

6.5.1 Werkingsmechanisme

Onder normale omstandigheden voorkomen zogenaamde immuuncheckpoints zoals **CTLA-4 (Cytotoxisch T-Lymfocyten Antigeen-4)** en **PD-1 (Geprogrammeerde celdood-1)** of zijn ligand **PD-L1** dat T-cellen het lichaamseigen weefsel aanvallen. Veel tumoren gebruiken deze signaalwegen om immuunsurveillance te omzeilen. Checkpointremmers richten zich op deze remmende receptoren en blokkeren ze met behulp van monoklonale antilichamen. Hierdoor worden T-cellen geactiveerd en kunnen ze tumorcellen weer herkennen en aanvallen.

- **CTLA-4-remmers** zoals **ipilimumab** hebben een vroeg effect op T-celactivatie, vooral in de lymfatische organen.

- **PD-1-remmers** zoals **nivolumab** of **pembrolizumab** vallen aan in de periferie, met name in de tumormicro-omgeving, en voorkomen daar de uitputting van geactiveerde T-cellen.

6.5.2 Indicaties

Vandaag de dag worden checkpointremmers voornamelijk gebruikt voor de volgende soorten huidkanker:

- **Kwaadaardig melanoom**: zowel in het metastatische stadium als adjuvant na volledige tumorresectie bij patiënten met een hoog risico (stadium III-IV).

- **Merkelcelcarcinoom**: zeer immunogeen; goede respons op PD-1/PD-L1-remmers zoals avelumab.

- **Plaveiselcelcarcinoom van de huid (CSCC)**: Goedgekeurd in vergevorderde of inoperabele gevallen, bijv. cemiplimab.

- **Andere cutane tumoren**: In individuele gevallen of als onderdeel van klinische studies (bijv. atypische fibroxanthomen, Kaposi's sarcoom).

6.5.3 Klinische werkzaamheid

Talloze onderzoeken hebben de werkzaamheid van checkpointremmers aangetoond. Voor metastatisch melanoom is de objectieve respons (ORR) met PD-1-remmers ongeveer **40%**, waarbij ongeveer **15-20%** van de patiënten een **langdurige remissie** bereikt. In combinatie met CTLA-4-remmers neemt de respons toe tot **ongeveer 55-60%**, hoewel dit gepaard gaat met een verhoogd aantal behandelingsgerelateerde bijwerkingen.

Er zijn ook duidelijke voordelen in de adjuvante situatie: studies zoals **KEYNOTE-054** (pembrolizumab) of **CheckMate-238** (nivolumab vs. ipilimumab) laten een significante verbetering zien in de recidiefvrije overleving (RFS) bij patiënten met gereseceerd stadium III melanoom.

In Merkelcelcarcinoom toonde de **JAVELIN Merkel 200-studie** een **duurzame respons** aan bij **ongeveer 30% van de patiënten** met avelumab - een belangrijke vooruitgang voor deze voorheen moeilijk te behandelen tumorentiteit.

6.5.4 Bijwerkingen en beheer

Hoewel checkpointremmers over het algemeen beter worden verdragen dan klassieke chemotherapie, kunnen ze **immuungemedieerde bijwerkingen (irAEs)** veroorzaken. Deze omvatten

- Dermatologische reacties (exantheem, pruritus)
- Gastro-intestinale toxiciteit (colitis)
- Endocriene stoornissen (hypofysitis, thyroïditis)
- Hepatitis, longontsteking, nefritis

Deze bijwerkingen worden veroorzaakt door een aspecifieke activering van het immuunsysteem en moeten vroegtijdig worden herkend en meestal behandeld worden met immunosuppressie (bijv. corticosteroïden).

6.5.5 Perspectieven

Ondanks hun succes reageren niet alle patiënten op checkpointremmers. Er wordt intensief onderzoek gedaan naar de oorzaken van **primaire of secundaire therapieresistentie**. Relevante factoren zijn onder andere

- Lage tumormutatie
- Immunosuppressieve tumormicro-omgeving
- Verlies van MHC-I moleculen of antigeenpresentatie

Om deze resistentie te overwinnen, worden checkpointremmers steeds vaker gecombineerd met andere therapieën, **zoals** doelgerichte therapie, oncolytische virussen, radiotherapie of kankervaccins. Biomarkers zoals PD-L1 expressie, tumormutatie of circulerende immuuncellen worden onderzocht om de respons beter te voorspellen.

Checkpointremmers hebben zichzelf bewezen als een revolutionaire behandeloptie in de behandeling van huidkanker. Ze bieden de mogelijkheid van langdurige tumorcontrole en zelfs genezing voor vergevorderde kwaadaardige melanomen en andere huidtumoren. Ze ontvouwen hun volledige potentieel vooral in de context van combinatietherapieën. De uitdaging voor de komende jaren zal zijn om deze therapieën verder te individualiseren, hun verdraagbaarheid te verbeteren en de toegang tot innovatieve actieve ingrediënten uit te breiden.

6.6 Adoptieve T-cel overdracht

Adoptieve T-celtransfer (ACT) is een van de meest veelbelovende en tegelijkertijd meest complexe procedures in de moderne immuuntherapie tegen kanker. De kern van deze strategie is het therapeutische gebruik van lichaamseigen T-lymfocyten, die specifiek gericht zijn tegen tumorcellen. In tegenstelling tot immunotherapeutica die systemisch worden toegediend, zoals checkpointremmers, is ACT gebaseerd op de ex vivo expansie en reïnfusie van tumor-reactieve T-cellen. Het doel is om een gerichte en versterkte immuunrespons tegen kwaadaardige cellen op te wekken - met het potentieel voor langdurige tumorcontrole of zelfs volledige remissie.

6.5.1 Grondbeginselen en principe

In de klinische praktijk is adoptieve T-celtransfer tot nu toe bijzonder succesvol gebleken bij kwaadaardig melanoom. Dit is een ideaal doelwit voor immunologische therapieën vanwege de hoge immunogeniciteit. Het proces begint meestal met het verzamelen van T-cellen uit het tumorweefsel zelf of uit het perifere bloed van de patiënt. In het geval van zogenaamde tumor-infiltrerende lymfocyten (TIL's) worden immuuncellen geïsoleerd uit een weggenomen melanoomfocus en vervolgens in het laboratorium in grote aantallen vermenigvuldigd met behulp van interleukine-2 (IL-2). Deze T-cellen zijn al voorgeactiveerd en vertonen een natuurlijke herkenning van tumorantigenen. Na een succesvolle expansie worden ze intraveneus teruggegeven aan de patiënt - vaak na een zogenaamde lymfodepletieve voorbehandeling met chemotherapeutische middelen zoals cyclofosfamide en fludarabine om ruimte te creëren voor de nieuw ingebrachte immuuncellen en hun effectiviteit te maximaliseren.

6.5.2 Onderzoekssituatie

De effectiviteit van deze strategie is indrukwekkend aangetoond, met name in onderzoeken uitgevoerd door het

Amerikaanse National Cancer Institute (NCI) onder leiding van Steven Rosenberg. In klinische studies bij zwaar voorbehandelde patiënten met gemetastaseerd melanoom werden objectieve responspercentages van meer dan 50% en langdurige complete remissies beschreven in ongeveer 20% van de gevallen. Het is opmerkelijk dat deze resultaten vaak ook werden bereikt bij patiënten die eerder niet hadden gereageerd op checkpointremmers of doelgerichte therapieën. Adoptieve T-celtransfer vormt daarom een waardevolle optie voor behandelingsrefractaire kuren.

De ontwikkeling van gestandaardiseerde celproducten betekent een aanzienlijke vooruitgang in de vertaling van deze therapie naar brede klinische toepassing. Zo is **Lifileucel**, een gestandaardiseerd TIL-preparaat, momenteel een ACT-product in een vergevorderd stadium van klinische studies. In de internationale Fase III studie TILVANCE-301 wordt Lifileucel getest tegen pembrolizumab in niet-resectabel of gemetastaseerd melanoom. De eerste resultaten wijzen op een klinisch relevante verbetering van de progressievrije overleving. Als deze studie positief is, zou Lifileucel de allereerste commercieel beschikbare TIL-therapie voor solide tumoren zijn.

6.5.3 Outlook

Naast de klassieke TIL-therapie worden er ook genetisch gemodificeerde vormen van adoptieve T-celtransfer ontwikkeld. Hierbij worden T-cellen uitgerust met kunstmatig ingebrachte T-celreceptoren (TCR's) die reageren op specifieke tumorantigenen, zoals NY-ESO-1 of MAGE-A. Een nog experimentelere variant is het gebruik van CAR-T-cellen (Chimeric Antigen Receptor T Cells), waarbij de antigeenbinding onafhankelijk van de MHC plaatsvindt. Terwijl CAR-T-cellen al deel uitmaken van de standaardtherapie voor hematologische gezwellen zoals B-cel lymfoom, staat het gebruik ervan bij solide tumoren zoals melanoom nog in de kinderschoenen en wordt het momenteel getest in preklinische studies.

6.5.4 Toekomst

Ondanks het potentieel gaat ACT-therapie gepaard met aanzienlijke uitdagingen. De productie van TIL's of genetisch gemodificeerde T-cellen is technisch complex, tijdrovend en kostenintensief. Bovendien is de therapie niet geschikt voor alle patiënten, bijvoorbeeld bij onvoldoende tumorbiopten of een slechte algemene conditie. De noodzakelijke lymfodepletieve conditionering leidt vaak tot uitgesproken bijwerkingen zoals myelosuppressie, gevoeligheid voor infecties of slijmvliesbeschadiging. De toediening van hooggedoseerd IL-2, dat bedoeld is om T-cel persistentie na reïnfusie te ondersteunen, wordt ook geassocieerd met systemische toxiciteit en vereist intensieve medische controle. Bovendien blijven de geïnfundeerde T-cellen niet bij alle patiënten langdurig in het organisme aanwezig of werken ze niet effectief tegen tumorcellen.

Ondanks deze beperkingen wordt adoptieve T-celtransfer beschouwd als een mijlpaal in de gepersonaliseerde immuuntherapie tegen kanker. Vanwege de hoge specificiteit, de mogelijkheid om tumorspecifieke eigenschappen te benutten en het potentieel voor langetermijncontrole, opent het nieuwe perspectieven, vooral voor patiënten voor wie gevestigde therapieën falen. De toekomst van deze methode ligt in de verdere ontwikkeling tot kant-en-klare producten, in verbeterde celmodificaties om immunologische barrières in de tumormicroomgeving te overwinnen en in combinatie met andere therapeutische strategieën zoals checkpointremmers, oncolytische virussen of therapeutische vaccins.

Bij de behandeling van huidkanker - en kwaadaardig melanoom in het bijzonder - zou ACT op de lange termijn een vaste pijler van de immuuntherapie kunnen worden. De rol van ACT zal waarschijnlijk evolueren van een experimentele therapieoptie naar een gestandaardiseerde, integratieve component van complexe behandelingsstrategieën - met als doel op maat gemaakte en curatieve benaderingen beschikbaar te maken voor moeilijk te behandelen tumorziekten.

6.5.5 Overzicht in tabelvorm: klinische onderzoeken naar adoptieve T-celtransplantatie voor huidkanker

Naam onderzoek / ID	Therapeutische aanpak	Indicatie / stadium	Fase Status	/ Resultaten / Speciale functies
TILVANCE-301	Lifileucel (TIL-therapie) vs. pembrolizumab	Niet-resectabel uitgezaaid melanoom	Fase III Lopend	Vergelijking van de werkzaamheid van Lifileucel met pembrolizumab; resultaten worden verwacht.
KEYNOTE-942	mRNA-4157/V940	Resorbed melanoom	Fase IIb voltooid;	Adjuvante therapie om recidief te

Naam onder-zoek / ID	Therapeutische aanpak	Indicatie / stadium	Fase Status	Resultaten / Speciale functies
	(gepersonaliseerd mRNA-vaccin) + pembrolizumab	(stadium III/IV)	fase III aangeworven	voorkomen; risicoreductie voor recidief of overlijden met 49%.
NCT02320058	Dendritische celtherapie + cryochirurgie + pembrolizumab	Stadium III-IV melanoom, niet-resectabel	Fase Ib/II	Combinatie van lokale en systemische immuunactivatie; innovatieve multimodale strategie.
ABC onderzoek	Nivolumab + ipilimumab	Melanoom met hersenuitzaaiingen	Fase II voltooid	7-jaars overleving van 51%; significante verbetering vergeleken met monotherapie.
ACTIVATE studie	Adoptieve celtransplantatie (ACT) + checkpointremmers	Gevorderd melanoom	Fase I/II	Onderzoek naar de combinatie van ACT met immuuncheckpointremmers; resultaten in behandeling.

Opmerking: Deze tabel geeft een overzicht van geselecteerde onderzoeken en pretendeert niet volledig te zijn.

6.7 Gecombineerde immuuntherapieën en multimodale benaderingen bij de behandeling van huidkanker

In de moderne oncologie is aangetoond dat de combinatie van verschillende immunotherapeutische strategieën of de combinatie met andere therapeutische procedures kan leiden tot aanzienlijk betere behandelingsresultaten dan monotherapieën. Dergelijke gecombineerde benaderingen zijn veelbelovend gebleken, vooral in het geval van gevorderde huidkanker, met name kwaadaardig melanoom.

6.7.1 Voorbeelden

Een paradigmatisch voorbeeld is de combinatie van de twee immuuncheckpointremmers **nivolumab** (een anti-PD-1 antilichaam) en **ipilimumab** (een anti-CTLA-4 antilichaam). Beide geneesmiddelen blokkeren verschillende remmende signalen die het immuunsysteem ervan weerhouden tumorcellen effectief te bestrijden. Terwijl CTLA-4 vooral werkzaam is in de vroege fase van T-celactivering in het lymfoïde weefsel, grijpt PD-1 in op het niveau van de tumormicro-omgeving door de uitputting van T-cellen in de periferie te voorkomen. Hun combinatie maakt een uitgebreidere reactivering van het immuunsysteem mogelijk. Klinische studies zoals **CheckMate-067** hebben aangetoond dat deze dubbele blokkade leidt tot significant hogere objectieve responspercentages, langere progressievrije overleving en verbeterde algehele overlevingspercentages in vergelijking met monotherapie - zij het ten koste van een verhoogd risico op immuungemedieerde bijwerkingen (bijv. colitis, hepatitis, hypofysitis).

De **combinatie van immuuntherapie met doelgerichte therapieën**, met name bij patiënten met een BRAF-gemuteerd melanoom, is ook het onderwerp van intensief klinisch onderzoek. Remming van de BRAF V600-mutatieroute door BRAF-remmers (bijv. vemurafenib, dabrafenib) en MEK-remmers (bijv. trametinib) leidt tot snelle tumorregressie, hoewel dit meestal slechts tijdelijk is. De aanvullende toediening van een immuuncheckpointremmer is bedoeld om kortdurende tumorcontrole om te zetten in een langdurige immuunrespons. De eerste resultaten van onderzoeken zoals **IMspire150** en **COMBI-i** wijzen op een klinisch voordeel van dergelijke drievoudige combinaties, hoewel toxiciteit en optimale therapiesequentie uitdagingen blijven.

Een andere innovatieve benadering is de **combinatie van immuuntherapie met radiotherapie**. Bestraling leidt tot plaatselijke vernietiging van tumorcellen, waarbij talrijke tumorantigenen en "gevaarsignalen" vrijkomen die het immuunsysteem kunnen stimuleren. Dit kan leiden tot de activering van systemische immuunreacties - een fenomeen dat bekend staat als het **abscopale effect**. In combinatie met checkpointremmers kan dit effect worden versterkt door de immuunrespons over te brengen naar niet-bestraalde uitzaaiingen. Eerste klinische observaties en kleinere onderzoeken hebben dit potentieel al aangetoond en momenteel worden grotere gerandomiseerde onderzoeken uitgevoerd.

6.7.2 Uitdagingen

Ondanks deze veelbelovende vooruitzichten blijft de implementatie van gecombineerde benaderingen complex. **De juiste keuze van sequentie, dosering en combinatie van actieve ingrediënten** is cruciaal om een balans te bereiken tussen therapeutische werkzaamheid en verdraagbaarheid. De gelijktijdige activering van meerdere immunologische mechanismen verhoogt het risico op ernstige bijwerkingen, met name auto-immuunreacties die systemisch kunnen optreden.

In het algemeen wordt de ontwikkeling van combinatietherapieën - zowel binnen immunotherapie als in combinatie met andere vormen van behandeling - beschouwd als een van de meest dynamische en toekomstgerichte onderzoeksgebieden binnen de oncologie. Het doel is om intelligente therapeutische synergieën te gebruiken om gepersonaliseerde en effectieve behandelingsstrategieën te bieden voor patiënten met huidkanker.

6.7.3 Overzicht

Overzicht in tabelvorm: gecombineerde therapiebenaderingen voor huidkanker

Type combinatie	Voorbeeld van actieve ingrediënten / processen	Doel / Effect	Voordelen	De uitdagingen
Checkpointremmer + checkpointremmer	Nivolumab (PD-1) + ipilimumab (CTLA-4)	Verhoogde immuunactivatie door dubbele blokkade van remmende signaalwegen	Verhoogde respons en verlengde overleving	Hoog percentage immuungemedieerde bijwerkingen
Checkpointremmer + gerichte therapie	Anti-PD-1 (bijv. pembrolizumab) + BRAF/MEK-remmer (bijv. dabrafenib + trametinib)	Combinatie van snelle tumorcontrole met immuunrespons op lange termijn	Synergetisch effect in BRAF-gemuteerde tumoren	Complexe toxiciteitsprofielen, moeilijke sequentiebepaling

Type combinatie	Voorbeeld van actieve ingrediënten / processen	Doel / Effect	Voordelen	De uitdagingen
Checkpointremmer + radiotherapie	Anti-PD-1 + lokale radiotherapie (bijv. stereotactisch)	Gebruik van het abscopale effect voor activering van het systeem	Mogelijk ook effect op niet-bestraalde uitzaaiingen	Optimale bestralingsparameters nog onduidelijk
Checkpointremmer + oncolytisch virus	T-VEC + nivolumab	Virus-geïnduceerde antigeenvrijgave + immuuncheckpointblokkade	Verbeterde immuunrespons door "vaccinatie in situ"	Beperkte gegevens, mogelijk antivirale immuniteit als hindernis
Immunotherapie + chemotherapie (minder gebruikelijk bij melanoom)	Anti-PD-1 + dacarbazine (historisch)	Chemotherapie om de immunogeniciteit van tumoren te verhogen	Potentieel betere eerste respons	Immunosuppressie mogelijk door chemotherapie
Drievoudige therapie (doelgericht + immuuncheckpoint)	Atezolizumab + vemurafenib + cobimetinib	Combinatie van gerichte remming + immuunactivatie	Verbeterde controle in onderzoeken (bijv. IMspire150)	Verhoogde toxiciteit, hoge logistieke inspanning

Overzicht in tabelvorm: lopende klinische onderzoeken naar combinatietherapieën voor huidkanker

Naam onderzoek / ID	Combinatietherapie	Indicatie / stadium	Fase / Status	Doel / Speciale functies
KEYNOTE-942 Moderna & Merck	mRNA-4157/V940 (gepersonaliseerd mRNA-vaccin) + pembrolizumab	Geresorbeerd melanoom (stadium III/IV)	Fase IIb voltooid; Fase III (V940-001) aangeworven	Adjuvante therapie voor terugvalpreventie; risicoreductie voor terugval of overlijden met 49%.
TILVANCE-301 Iovance therapeutics	Lifileucel (TIL-therapie) + pembrolizumab	Niet-resectabel of uitgezaaid melanoom	Fase III aan de gang	Vergelijking met pembrolizumab monotherapie; gericht op patiënten met hoge tumorbelasting

Naam onderzoek / ID	Combinatietherapie	Indicatie / stadium	Fase / Status	Doel / Speciale functies
NCT05629295 UCSF	Nivolumab + cabozantinib	Slijmvlies melanoom	Fase II	Combinatie van immuunremming en tyrosinekinaseremming; focus op zeldzame melanoomsubtypes
NCT02320058 Mayokliniek	Dendritische celtherapie + cryochirurgie + pembrolizumab	Stadium III-IV melanoom, niet-resectabel	Fase Ib/II	Combinatie van lokale en systemische immuunactivatie; innovatieve multimodale strategie

Naam onderzoek / ID	Combinatietherapie	Indicatie / stadium	Fase / Status	Doel / Speciale functies
ABC-onderzoek- Melanoom Instituut Australië	Nivolumab + ipilimumab	Melanoom met hersenuitzaaiingen	Fase II voltooid	7-jaars overleving van 51%; significante verbetering vergeleken met monotherapie
Combinatievaccinatie Moderna/MSD	mRNA-vaccin + immuuntherapie (MSD)	Huidkanker (melanoom)	Fase II voltooid	Risicoreductie voor terugval of overlijden met 49%; marktintroductie gepland voor 2025

Opmerking: Deze tabel geeft een overzicht van geselecteerde onderzoeken en pretendeert niet volledig te zijn.

6.8 Bijwerkingen en beheer van immuuntherapieën

Met de introductie van immuuntherapieën zoals checkpointremmers, adoptieve T-celtherapieën en oncolytische virussen is het bijwerkingenprofiel van oncologische behandelingen fundamenteel veranderd. Terwijl klassieke chemotherapeutische middelen werken door middel van directe cytotoxische effecten op snelprolifererende cellen - en dus voornamelijk hematologische, gastro-intestinale en cutane bijwerkingen veroorzaken - leiden immuuntherapieën tot een activering van het immuunsysteem die in sommige gevallen verder gaat dan het therapeutisch bedoelde niveau. Dit resulteert in *immuungerelateerde bijwerkingen* (irAEs), die gericht zijn tegen de lichaamseigen weefsels en potentieel elk orgaansysteem kunnen aantasten.

Deze bijwerkingen zijn een uiting van een autoimmuunproces dat wordt uitgelokt door de therapie, waarbij lichaamseigen structuren ten onrechte als vreemd worden herkend en aangevallen. Ze treden meestal op in de eerste weken tot maanden na het begin van de therapie, maar kunnen ook later optreden - soms zelfs maanden na het einde van de therapie. De frequentie, de ernst en het betrokken orgaansysteem zijn afhankelijk van verschillende factoren, waaronder het gebruikte immunotherapeutische middel, de combinatie met andere immunomodulatoren en patiëntspecifieke kenmerken zoals genetische aanleg of reeds bestaande auto-immuniteit.

De meest voorkomende irAE's zijn dermatologische, gastro-intestinale, endocrinologische, pulmonale, lever- en niercomplicaties.

Dermatologische bijwerkingen zijn meestal de eerste klinische symptomen en treden op bij 40-50% van de patiënten die behandeld worden met checkpointremmers. Deze omvatten maculopapulair exantheem, pruritus en, meer zeldzaam, lichenoïde of bullous erupties. Vooral bij melanoompatiënten kan vitiligo-achtige depigmentatie optreden - een fenomeen dat correleert met een goede respons op therapie, omdat het de activering van melanocyt-gerichte T-cellen weerspiegelt.

Gastro-intestinale bijwerkingen treffen voornamelijk de dikke darm in de vorm van immuungemedieerde colitis, die kan leiden tot behandelingslimiterende diarree, buikpijn, koorts en uitdroging. De incidentie ligt tussen 5 en 20%, afhankelijk van de therapievorm. In ernstige gevallen is er een risico op perforatie, daarom zijn vroegtijdige diagnose (inclusief endoscopie) en escalatie van de behandeling cruciaal.

Endocrinopathieën zijn bijzonder verraderlijk omdat ze niet-specifieke symptomen kunnen veroorzaken zoals vermoeidheid, hoofdpijn of stemmingswisselingen. De meest voorkomende zijn hypofysitis, thyroïditis met aanvankelijk hyperthyreoïdie en vervolgens hypothyreoïdie, en bijnierschorsinsufficiëntie. Omdat deze aandoeningen levenslang kunnen blijven bestaan, is langdurige hormonale substitutietherapie noodzakelijk. De incidentie is lager bij PD-1-remmers dan bij CTLA-4-remmers, die vooral geassocieerd worden met hypofysitis.

Pneumonitis, een immuungemedieerde ontsteking van het longweefsel, is een zeldzame maar mogelijk levensbedreigende bijwerking. Klinisch uit het zich met hoesten, dyspneu en mogelijk koorts. Radiologische bevindingen zijn meestal een interstitieel infiltraat. De diagnose wordt gesteld door CT en uitsluiting van infectieuze oorzaken. Het risico is verhoogd bij gelijktijdige radiotherapie.

Hepatitis en **nefritis** komen ook voor als onderdeel van immuungemedieerde processen. Een asymptomatische verhoging van de transaminasen komt vaak voor, ernstigere hepatitis met geelzucht en coagulopathie is zeldzaam, maar vereist onmiddellijke immunosuppressie. Immuungemedieerde nefritis manifesteert zich meestal als interstitiële nefritis met een verhoging van creatinine, maar kan ook leiden tot glomerulonefritis.

De behandeling van immuungemedieerde bijwerkingen hangt af van hun ernst (graad 1-4 volgens de CTCAE-classificatie). Bij milde symptomen zijn symptomatische therapie en nauwlettend toezicht vaak voldoende. Vanaf graad 2 moet immunotherapie over het algemeen worden gestaakt, aangevuld met systemische corticosteroïden. Ernstige verschijnselen (graad 3-4) vereisen de toediening van hoge doses steroïden (**bijvoorbeeld** prednisolon 1-2 mg/kg lichaamsgewicht) gedurende enkele weken met een langzame afbouwende fase. In gevallen waarin steroïden niet werken, worden tweedelijns immunosuppressiva zoals infliximab (anti-TNFα), mycofenolaatmofetil of vedolizumab (voor colitis) gebruikt. Deze middelen moeten worden toegediend in overleg met gespecialiseerde centra.

Nazorg is een bijzondere uitdaging, omdat bijwerkingen ook na het einde van de therapie kunnen optreden. Patiënten moeten daarom geïnformeerd worden over mogelijke symptomen en idealiter een immunotherapiekaart ontvangen met informatie over de lopende of recent afgeronde immunotherapie in geval van noodbehandeling. Interdisciplinaire samenwerking - vooral met gastro-enterologie, endocrinologie, dermatologie, pulmonologie en nefrologie - is cruciaal voor een succesvolle behandeling.

Ondanks de soms ernstige bijwerkingen tonen veel onderzoeken aan dat het optreden van immuungemedieerde complicaties niet noodzakelijkerwijs het staken van de therapie vereist. Integendeel: sommige onderzoeken geven zelfs aan dat een matig optreden van irAE's correleert met een verbeterde klinische respons - wat de theorie ondersteunt dat een geactiveerde immuunrespons gericht kan zijn tegen zowel gezonde als kwaadaardige cellen.

In het algemeen heeft het begrip en het beheer van immuungemedieerde bijwerkingen de laatste jaren aanzienlijke vooruitgang geboekt. Ze vormen geen contra-indicatie voor het gebruik van immuuntherapieën, maar een uitdaging die met succes kan worden aangegaan met gestandaardiseerde protocollen, vroegtijdige diagnose en interdisciplinaire expertise.

6.9 Bibliografie - Hoofdstuk 6: Vooruitgang in immunotherapie

Andtbacka, R. H., Kaufman, H. L., Collichio, F., Amatruda, T., Senzer, N., Chesney, J., ... & Agarwala, S. S. (2015). *Talimogene Laherparepvec verbetert duurzaam responspercentage bij patiënten met gevorderd melanoom*. **Journal of Clinical Oncology, 33**(25), 2780-2788.
https://doi.org/10.1200/JCO.2014.58.3377

Buchbinder, E. I., & Desai, A. (2016). *CTLA-4 en PD-1 pathways: overeenkomsten, verschillen en implicaties van hun remming.* **American Journal of Clinical Oncology, 39**(1), 98-106. https://doi.org/10.1097/COC.0000000000000239

June, C. H., O'Connor, R. S., Kawalekar, O. U., Ghassemi, S., Milone, M. C., Wang, L., & Levine, B. L. (2018). *CAR T cel immunotherapie voor menselijke kanker.* **Science, 359**(6382), 1361-1365. https://doi.org/10.1126/science.aar6711

Larkin, J., Chiarion-Sileni, V., Gonzalez, R., Grob, J. J., Rutkowski, P., Lao, C. D., ... & Hodi, F. S. (2019). *Vijfjaarsoverleving met gecombineerd nivolumab en ipilimumab in gevorderd melanoom.* **The New England Journal of Medicine, 381**(16), 1535-1546. https://doi.org/10.1056/NEJMoa1910836

Ott, P. A., Wu, C. J., & Gubin, M. M. (2019). *Tumorneoantigenen als gepersonaliseerde kankervaccins: Recente vooruitgang en klinische implicaties.* **Nature Reviews Clinical Oncology, 16**(8), 464-472. https://doi.org/10.1038/s41571-019-0176-8

Ribas, A., & Wolchok, J. D. (2021). *Checkpointblokkade kankerimmunotherapie: Vooruitgang en uitdagingen.* **Nature Reviews Cancer, 21**(5), 313-332. https://doi.org/10.1038/s41571-021-00495-4

Sahin, U., Derhovanessian, E., Miller, M., Kloke, B. P., Simon, P., Löwer, M., ... & Türeci, Ö. (2017). *Gepersonaliseerde RNA-mutanoomvaccins mobiliseren poly-specifieke therapeutische immuniteit tegen kanker.* **Nature, 547**(7662), 222-226. https://doi.org/10.1038/nature23003

Topalian, S. L., Taube, J. M., Anders, R. A., & Pardoll, D. M. (2016). *Mechanisme-gedreven biomarkers om immuuncheckpointblokkade in kankertherapie te begeleiden.* **Nature Reviews Cancer, 16**(5), 275-287. https://doi.org/10.1038/nrc.2016.36

Wolchok, J. D., Chiarion-Sileni, V., Gonzalez, R., Grob, J. J., Rutkowski, P., Lao, C. D., ... & Larkin, J. (2017). *Overall survival met gecombineerd nivolumab en ipilimumab in gevorderd melanoom.* **The New England Journal of Medicine, 377**(14), 1345-1356. https://doi.org/10.1056/NEJMoa1709684

Hoofdstuk 7: Moderne radiotherapieprocedures

7.1 Basisprincipes van radiotherapie voor huidkanker

Radiotherapie is een van de oudste en meest bekende behandelmethoden in de oncologie. Het maakt gebruik van ioniserende straling om het DNA van tumorcellen onomkeerbaar te beschadigen en te voorkomen dat ze zich delen. Hoewel radiotherapie voor huidkanker van oudsher voornamelijk werd gebruikt voor inoperabele tumoren of patiënten met een hoog chirurgisch risico, heeft het zich met de komst van moderne, nauwkeurige radiotherapietechnieken ontwikkeld tot een zeer effectieve en vaak orgaanbeschermende behandeloptie.

De biologische effectiviteit van radiotherapie is gebaseerd op de directe schade aan DNA door dubbelstrengsbreuken en het indirecte effect door de vorming van vrije radicalen, die leiden tot oxidatieve schade aan celbestanddelen. Tumorcellen hebben meestal een gebrekkig reparatiesysteem voor DNA-schade, waardoor ze bijzonder gevoelig zijn voor door straling veroorzaakte celdestructie.

Vandaag de dag wordt radiotherapie zowel voor curatieve als palliatieve doeleinden gebruikt. Curatieve behandelingen zijn gericht op volledige controle van de tumor, terwijl palliatieve therapieën voornamelijk worden gebruikt om de symptomen van vergevorderde of uitgezaaide tumoren te bestrijden.

7.2 Stereotactische radiotherapie bij de behandeling van huidkanker

Stereotactische radiotherapie, ook bekend als *stereotactische lichaamsradiotherapie* (SBRT), is een beeldgestuurde radiotherapieprocedure met hoge precisie die steeds vaker wordt toegepast bij de behandeling van huidkanker en met name uitzaaiingen. In tegenstelling tot conventionele radiotherapie, waarbij dagelijkse fracties met relatief lage individuele doses vaak gedurende meerdere weken worden toegediend, maakt SBRT de gerichte toepassing van zeer hoge individuele doses mogelijk binnen een paar behandelsessies - meestal tussen één en vijf fracties.

7.2.1 Werkingsmechanisme

Deze precisie is gebaseerd op de exacte driedimensionale lokalisatie van het doelvolume met behulp van beeldvorming met hoge resolutie, zoals computertomografie (CT), magnetische resonantiebeeldvorming (MRI) en positronemissietomografie (PET-CT). Tijdens het planningsproces wordt het tumorvolume op de millimeter nauwkeurig geregistreerd en in het bestralingsveld geïntegreerd, waarbij rekening wordt gehouden met orgaanbewegingen (bijv. ademhaling, darmperistaltiek). Dankzij moderne lineaire versnellers en gespecialiseerde systemen zoals de **CyberKnife®**, **TrueBeam®** of het **Gamma Knife®** kan de bestraling vanuit talloze richtingen en hoeken op het tumorgebied worden gericht, terwijl het omliggende gezonde weefsel zo veel mogelijk wordt ontzien. De combinatie van robotgestuurde bundelgeleiding, geïntegreerde beeldvorming en bewegingscompensatie maakt millimeterprecieze toepassing mogelijk, zelfs op moeilijk bereikbare tumorlocaties.

7.2.2 Toepassing in huidkankertherapie

Bij de behandeling van huidkanker wordt SBRT voornamelijk gebruikt in situaties waar chirurgische maatregelen niet mogelijk zijn of een onevenredig hoog risico met zich meebrengen. Dit geldt **in het bijzonder voor inoperabele primaire tumoren of recidieven** en **uitzaaiingen op functioneel kritieke of moeilijk toegankelijke locaties**, zoals de hersenen, longen, lever of het skelet. SBRT is met name interessant voor patiënten met **oligometastatisch melanoom**, d.w.z. met een beperkt aantal uitzaaiingen, meestal gedefinieerd als maximaal vijf. In deze constellatie kan gefocuste radiotherapie met hoge dosis leiden tot een aanzienlijke verlenging van de progressievrije overleving en in sommige gevallen zelfs tot langdurige tumorcontrole.

Een ander voordeel van SBRT is **de verkorting van de totale duur van radiotherapie**. In plaats van dagelijks bestraald te worden gedurende meerdere weken, kan de behandeling worden afgerond in slechts een paar sessies, wat niet alleen de levenskwaliteit van de patiënt verbetert, maar ook logistieke voordelen heeft. Bovendien is de acute toxiciteit vaak lager in vergelijking met conventionele radiotherapie, omdat het gezonde weefsel grotendeels gespaard blijft dankzij de precieze dosisconcentratie.

De biologische effectiviteit van SBRT verschilt fundamenteel van die van conventionele fractionering. De hoge enkelvoudige doses leiden tot directe DNA-schade in tumorcellen en tot de vernietiging van tumorvascularisatie, wat de lokale effectiviteit verhoogt. Bovendien komen door celdood pro-inflammatoire signalen en tumorgeassocieerde antigenen vrij die het immuunsysteem kunnen stimuleren. Dit fenomeen is vooral relevant in verband met het zogenaamde **abscopale effect**, waarbij lokale radiotherapie een systemische immuunrespons uitlokt die ook verre, niet-bestraalde tumorhaarden kan aanvallen. In combinatie met **checkpointremmers** of **oncolytische virussen** kan dit effect worden versterkt - een veelbelovend onderzoeksgebied dat momenteel in tal van klinische onderzoeken wordt onderzocht.

7.2.3 Doeltreffendheid

Klinische gegevens bevestigen de hoge effectiviteit en veiligheid van SBRT bij patiënten met huidkanker. Stereotactische radiochirurgie laat uitstekende lokale tumorcontrole zien, vaak vergelijkbaar met chirurgische resectie, met name bij hersenmetastasen veroorzaakt door kwaadaardig melanoom. Lokale controlepercentages van meer dan 85% zijn ook bereikt in onderzoeken voor long- of levermetastasen - met minimale therapiegerelateerde bijwerkingen. De verdraagbaarheid op lange termijn wordt als goed beschreven, waarbij ernstige late effecten zelden voorkomen.

Over het geheel genomen vertegenwoordigt SBRT een geavanceerde, minimaal invasieve therapieoptie bij de behandeling van huidkanker, die zowel als primaire maatregel als als onderdeel van multimodale therapieconcepten kan worden gebruikt. Naar verwachting zal de rol van deze therapie in de toekomst toenemen, met name in combinatie met systemische immuuntherapieën en bij zorgvuldig geselecteerde patiënten met oligometastatische ziekte. Voorwaarde voor succesvol gebruik is echter een nauwkeurige indicatie, interdisciplinaire coördinatie en technische expertise in gespecialiseerde centra.

7.2.4 Overzicht in tabelvorm

Tabel: Stereotactische radiotherapie (SBRT) voor huidkanker

Aspect	details
Belangrijkste indicaties	- Inoperabele primaire tumoren of recidieven (bijv. melanoom)- Hersenmetastasen (1-5 laesies)- Long-, lever- of botmetastasen- Oligometastatische ziekte ($\leq$ 5 metastasen)
Doel	- Plaatselijke tumorcontrole - verlichting van symptomen - mogelijke verlenging van de overleving bij oligometastatische ziekte
Typische fractionering	- 1-5 fracties- Dosis per fractie: 8-20 Gy- Totale dosis: 24-60 Gy (afhankelijk van lokalisatie en doelvolume)
Gebruikte apparaten / systemen	- CyberKnife®- Gamma Knife® (vooral hersenen)- TrueBeam® , Edge™ (Varian)- Vero, ExacTrac, TomoTherapy®

Aspect	details
Beeldvormingsmodaliteiten voor planning	- CT (4D-CT voor bewegende doelvolumes)- MRI (voor contrast van weke delen, met name hersenen)- PET-CT (voor systemische tumorziekte om actieve metastasen te onderscheiden)
Biologische effecten	- Directe DNA-schade- Vaatvernietiging in tumorweefsel- Immunomodulatie (vrijgekomen antigenen, DAMP's)- Potentieel abscopaal effect
Mogelijke combinaties	- Immuuncheckpointremmers (bijv. nivolumab, pembrolizumab)- Oncolytische virussen- Systemische gerichte therapie (bijv. BRAF/MEK-remmers)
Klinische resultaten (selectie)	- Lokale controle > 85% in hersen- en longmetastasen- Overlevingsvoordeel in oligometastatisch melanoom in retrospectieve onderzoeken- Lage acute toxiciteit, zelden late effecten
Voordelen	- Hoge precisie en bescherming van gezond weefsel- Korte behandelingsduur- Kan poliklinisch worden uitgevoerd- Synergetisch met immuuntherapie
Beperkingen	- Alleen geschikt voor duidelijk gedefinieerde laesies- Risico op late radiogene gevolgen in geval van ongunstige lokalisatie- Complexe planning, hoge technische vereisten

7.3 Deeltjesbehandeling voor huidkanker: bestraling met protonen en zware ionen

De deeltjestherapie - als overkoepelende term voor bestralingsprocedures met behulp van geladen deeltjes - omvat in het bijzonder **proton-** en **zware-iontherapie**. In tegenstelling tot conventionele radiotherapie, waarbij fotonen (**bijv.** röntgenstralen) worden gebruikt, maakt de deeltjestherapie gebruik van elektrisch geladen deeltjes met massa. Deze fysieke verschillen hebben belangrijke gevolgen voor de dosisverdeling in het weefsel en openen nieuwe therapeutische mogelijkheden - vooral voor huidkanker in anatomisch kritieke gebieden of in herbestralingssituaties.

7.3.1 Werkingsmechanisme

Het doorslaggevende fysieke voordeel van protontherapie ligt in het zogenaamde **Bragg-piekeffect**. Terwijl fotonen continu energie afgeven in het weefsel, geven protonen het grootste deel van hun energie pas af aan het einde van hun bereik - precies in het doelvolume. Voorbij dit punt daalt de dosis tot bijna nul. Dit betekent dat het tumorweefsel in hoge doses kan worden bestraald terwijl het omringende gezonde weefsel, in het bijzonder gevoelige structuren zoals zenuwen, ogen, speekselklieren of de hersenen, grotendeels wordt gespaard. Dit is vooral voordelig voor tumoren in **het hoofd-halsgebied**, op de **oogkas**, in het **gebied van de bijholten** of voor huidtumoren in de buurt van **hersenstructuren of de schedelbasis**.

Protontherapie kan daarom een beslissende rol spelen bij **niet-melanocytaire huidkanker** zoals **plaveiselcelcarcinoom** of **Merkelcelcarcinoom**, die vaak voorkomen in aan de zon blootgestelde, functioneel relevante gebieden - vooral wanneer chirurgische maatregelen niet mogelijk of niet gewenst zijn om cosmetisch-functionele redenen.

Protontherapie is ook geschikt voor patiënten met vooraf bestraalde tumorgebieden waar conventionele herbestraling met fotonen niet langer te rechtvaardigen zou zijn vanwege de cumulatieve dosisblootstelling.

Naast protontherapie wordt ook **zware ionentherapie** - meestal met behulp van **koolstofionen** - steeds belangrijker. Deze deeltjes zijn ongeveer drie keer biologisch effectiever dan fotonen of protonen, zoals gemeten door de **Relatieve Biologische Effectiviteit (RBE)**. De reden hiervoor ligt in de dichte ionisatie langs het pad van de deeltjes, die leidt tot onherstelbare DNA-schade in de tumorcellen. Vooral **radioresistente tumoren**, zoals bepaalde **melanotische melanoomsubtypes** of **terugkerende cutane sarcomen**, reageren beter op bestraling met zware ionen dan op conventionele methoden.

Zware ion therapy maakt ook gebruik van de Bragg piek, maar biedt ook een extra therapeutische optie voor tumoren met een hoge intrinsieke stralingsresistentie vanwege de hoge biologische effectiviteit. Eerste klinische onderzoeken uit Japan en Duitsland, bijvoorbeeld in het Heidelberg Ion Beam Therapy Centre (HIT), geven aan dat zware ionentherapie kan leiden tot verbeterde lokale controle bij bepaalde **uveale melanocytaire tumoren** en bij **cutane melanomen met BRAF wild type**. Andere indicaties worden momenteel onderzocht in internationale multicentrische studies.

7.3.2 Toepassing

Het gebruik van deeltjestherapie voor huidkanker vereist een nauwkeurige indicatie en is momenteel alleen mogelijk in een paar gespecialiseerde centra. Technisch gezien vereist de behandeling hoogontwikkelde deeltjesversnellers (synchrotrons of cyclotrons), complexe planningssystemen en een nauwkeurige beeldgestuurde positionering van de patiënt. De hoge stralingsprecisie maakt het echter mogelijk **om curatieve doses toe te passen met een verminderd bijwerkingenprofiel,** zelfs in stralingskritieke gebieden, wat van groot klinisch voordeel is, vooral voor oudere, co-morbide of chirurgisch ontoegankelijke patiënten.

In het algemeen vertegenwoordigt deeltjestherapie - zowel in de vorm van proton- als zware-ionbestraling - een baanbrekende technologie in de behandeling van huidkanker. De voordelen liggen vooral in de bescherming van gezond weefsel, de mogelijkheid om opnieuw te bestralen en de behandeling van resistente tumoren die voorheen moeilijk te behandelen waren. Met de toenemende beschikbaarheid en verdere technische ontwikkeling kan worden aangenomen dat deze therapievormen in de toekomst een steeds belangrijkere rol zullen spelen in het interdisciplinaire behandelconcept voor huidkanker.

7.3.3 Tabel: Vergelijking van foton-, proton- en zware-iontherapie voor huidkanker

Criterium	Fotontherapie	Protontherapie	Behandeling met zware ionen (bijv. C-12)
Type deeltje	Elektromagnetische golven (fotonen)	Geladen deeltjes (protonen)	Zware geladen deeltjes (bijv. koolstofionen)
Fysieke energieverdeling	Exponentiële afname, geen scherpe eindpuntdosis	Bragg-piek: maximale dosis in het doelvolume	Bragg-piek + zeer hoge ionendichtheid op de doellocatie
Randscherpte / weefselbescherming	Matig - relevante dosis voor gezond weefsel	Hoog - zeer nauwkeurige bescherming van omliggende structuren	Zeer hoog - extra hoge biologische effectiviteit
Relatieve biologische effectiviteit (RBE)	1,0 (referentiewaarde)	1,1	2-5 (sterk tumorselectief effect)
Belangrijkste klinische indicaties voor huidkanker	- Standaard voor veel tumoren- Postoperatieve / definitieve radiotherapie- Recidieven, adjuvante therapie	- Tumoren in gevoelige gebieden (bijv. oogkas, schedelbasis) - Herbestraling - Inoperabele Merkelcelcarcinomen	- Radioresistente subtypes (bijv. melanocytaire tumoren)- Infiltratieve of diepgewortelde cutane sarcomen- Uveale of BRAF wild-type melanomen
Voorbeelden van klinische centra / onderzoeken	- Multicentrisch wereldwijd beschikbaar - groot aantal fase III-onderzoeken	- RTOG 1308 (NSCLC)- ClinicalTrials.gov ID NCT03818503	- Onderzoek bij HIT Heidelberg en NIRS Japan - COSMIC-onderzoeksprogramma

Criterium	Fotontherapie	Protontherapie	Behandeling met zware ionen (bijv. C-12)
		(huidkanker, protonen vs. fotonen)	naar melanoom en sarcomen
Beschikbaarheid	Op grote schaal gebruikt in oncologische centra	Beperkte beschikbaarheid, groeiend	Zeer beperkt, slechts enkele gespecialiseerde centra wereldwijd
Kosten/inspanning	Laag tot gemiddeld	Hoog	Zeer hoog
Duur van de behandeling	Meestal 4-6 weken	Korter mogelijk (1-3 weken, gehypofractioneerd)	Kortdurende therapie (weinig fracties met hoge enkelvoudige doses)
Typische bijwerkingen	Huidreacties, mucositis, vermoeidheid	Lage acute toxiciteit, goede verdraagbaarheid	Nog minder bijwerkingen, maar gegevens op lange termijn beperkt

Dit overzicht laat zien dat de verschillende vormen van radiotherapie complementair kunnen worden gebruikt - afhankelijk van de tumorbiologie, locatie en patiëntsituatie.

7.4 Immunologische synergieën in de behandeling van huidkanker

Een van de meest opmerkelijke en immunologisch fascinerende observaties van de moderne radiotherapie is het zogenaamde **abscopale effect**. Deze term is afgeleid van het Latijnse "ab scopus" ("buiten het doel") en beschrijft het fenomeen dat **lokale bestraling van een tumorfocus** niet alleen leidt tot vernietiging van de behandelde laesie, maar ook **systemische effecten kan hebben** - in het bijzonder een vermindering of zelfs een regressie **van niet-bestraalde tumorhaarden** op afgelegen plaatsen in het lichaam. Dit effect wordt gezien als immuungemedieerd en is zeer klinisch relevant geworden, met name in de context van kwaadaardig melanoom.

Op het eerste gezicht is het abscopale effect in tegenspraak met het klassieke concept van radiotherapie als een **lokale modaliteit** waarbij het therapeutische voordeel beperkt blijft tot het direct bestraalde weefsel. Het is nu echter goed gedocumenteerd dat de bestraling van tumorcellen een groot aantal immunogene processen in gang zet. De DNA-schade veroorzaakt door ioniserende straling en de resulterende tumorcelnecrose of -apoptose leiden tot **het vrijkomen van tumorgeassocieerde antigenen (TAA's)** en zogenaamde **gevaarsignalen** - waaronder *schadegeassocieerde moleculaire patronen* (DAMP's) zoals HMGB1 of calreticuline. Deze signalen worden opgenomen door **dendritische cellen en antigenpresenterende cellen (APC's)** in de tumormicro-omgeving en getransporteerd naar het lymfestelsel, waar ze een **adaptieve immuunrespons** uitlokken. Als gevolg hiervan worden tumorreactieve **CD8$^+$ T-cellen** geactiveerd, die zelfs verre, niet-bestraalde tumorcellen kunnen herkennen en vernietigen.

7.4.1 Werkingsmechanisme

Het abscopale effect is op zichzelf echter **zeldzaam** en treedt slechts spontaan op bij een klein deel van de patiënten. De combinatie met **immuuncheckpointremmers** zoals **PD-1/PD-L1 of CTLA-4 antilichamen** is echter een effectieve versterker van dit mechanisme gebleken. Terwijl radiotherapie werkt als een "vaccin in situ" en de aanvoer van tumorantigeen en de antigeenpresentatie verhoogt, voorkomen de checkpointremmers tegelijkertijd dat de T-celgemedieerde immuunrespons wordt onderdrukt door tumorspecifieke immunosuppressiemechanismen. Het samenspel van deze twee mechanismen verhoogt de immuunactivatie aanzienlijk en vormt de basis voor talloze moderne combinatietherapieën.

7.4.2 Studies

Een van de eerste prospectieve klinische onderzoeken die deze relatie onderzoekt, is de **PEMBRO-RT trial** (2019). Deze gerandomiseerde fase II-studie onderzocht of de toevoeging van stereotactische radiotherapie (SBRT) aan een enkel metastatisch centrum vóór het starten van systemische pembrolizumab-therapie (een PD-1-remmer) leidt tot een verbeterde immuunrespons bij patiënten **met uitgezaaide niet-kleincellige longkanker**. Hoewel het onderzoek niet gericht was op huidkanker, dient het als baanbrekend model voor melanoompatiënten. De resultaten toonden aan dat de combinatietherapie leidde tot een significant hogere objectieve respons (36% versus 18% in de monotherapiegroep), wat duidt op een synergetisch effect. Vergelijkbare waarnemingen zijn sindsdien gedaan in kleinere onderzoeken bij patiënten met uitgezaaid **kwaadaardig melanoom**, met name met **hersenmetastasen**.

Het is ook indrukwekkend aangetoond in preklinische modellen dat de combinatie van beide modaliteiten - bestraling en immunomodulatie - leidt tot een efficiëntere afstoting van tumoren. Bestraling verhoogt de MHC klasse I-expressie op tumorcellen, waardoor ze zichtbaarder worden voor T-cellen, en induceert een lokale ontstekingsreactie die immunologische "hete" micro-omgevingen bevordert. In de praktijk zouden voorheen "koude" tumoren, die niet geïnfiltreerd zijn door immuuncellen en daarom slecht reageren op immunotherapie, daarom "geherprogrammeerd" kunnen worden door voorafgaande bestraling.

7.4.3 Uitdagingen

Ondanks de veelbelovende resultaten zijn er nog enkele uitdagingen voor brede klinische toepassing. Deze omvatten de **identificatie van de optimale stralingsdosis en fractionering**, het **juiste tijdsinterval** tussen immunotherapie en de selectie van geschikte patiëntengroepen. De definitie van betrouwbare **biomarkers** voor het voorspellen van een abscopaal effect is ook nog steeds onderwerp van intensief onderzoek. Individuele case reports en retrospectieve analyses geven aan dat het effect vooral kan optreden bij patiënten met een lage tumorbelasting, een goede immuunfunctie en een sterke immunogeniciteit van de tumor - criteria die voor veel melanoompatiënten gelden.

Samenvattend kan worden gezegd dat het abscopale effect een indrukwekkend voorbeeld is van de interactie tussen lokale en systemische tumorbehandeling. De gerichte combinatie van radiotherapie met immuuncheckpointremming benut de voordelen van beide methoden en opent nieuwe wegen voor geïndividualiseerde therapieconcepten.

Vooral bij kwaadaardig melanoom, dat wordt gekenmerkt door een hoge immunogeniciteit en vroege metastasering, zou deze strategie een belangrijke bijdrage kunnen leveren aan het verbeteren van de controle op lange termijn en de kwaliteit van leven.

7.4.4 Tabel

Het abscopisch effect - mechanismen, onderzoeken, combinaties:

Aspect	Beschrijving / Voorbeelden
Definitie van	Systemische regressie van niet-bestraalde tumorhaarden na lokale bestraling, gemedieerd door het immuunsysteem.
Immunologisch mechanisme	- Bestraling veroorzaakt tumorceldood en afgifte van tumorgeassocieerde antigenen (TAA's).- Activering van dendritische cellen door DAMP's (bijv. HMGB1, ATP).- Migratie naar lymfeklieren→ Activering van CD8$^+$ T-cellen.- Systemische T-cel-gemedieerde vernietiging van niet-bestraalde tumoren.
Versterking door immunotherapie	- PD-1/PD-L1-remmers voorkomen uitputting van T-cellen in de tumoromgeving - CTLA-4-remming bevordert T-celactivatie in lymfeklieren - Combinatie bevordert systemische immuunrespons (lokale + distale effecten).

Aspect	Beschrijving / Voorbeelden
Klinische onderzoeken	- **PEMBRO-RT (Fase II)**: Pembrolizumab + SBRT in NSCLC; respons van 36 % vs. 18 % met monotherapie.- **CA184-043**: Ipilimumab + radiotherapie bij prostaatkanker - trend naar verlengde tijd tot PSA progressie.- **Melanoom case series**: Abscopale regressie van hersenmetastasen met gelijktijdige radiotherapie + checkpointremming.
Typische doelstructuren voor bestraling	- solitaire metastasen in de lever, longen of lymfeklieren; - hersenmetastasen bij maligne melanoom; - botmetastasen met immunogene componenten.
Technische realisatie	- Stereotactische radiotherapie (SBRT) verdient de voorkeur - enkelvoudige dosis: meestal 8-20 Gy per fractie - totale fracties: 1-5 - combinatie met immuuntherapie idealiter binnen enkele dagen.
Therapeutische relevantie bij melanoom	- Mogelijkheid om koude tumoren immunologisch "op te warmen" - Verbetering van systemische controle bij oligometastatische ziekte.
Beperkingen	- Abscopaal effect kan niet betrouwbaar worden voorspeld - Nog geen gestandaardiseerde fractionering of sequencing - Grote interindividuele variabiliteit.

7.5 Bijwerkingen van moderne radiotherapieprocedures

Ondanks de enorme vooruitgang in de precisie van moderne radiotherapie, zijn ongewenste bijwerkingen niet volledig afwezig. Het type en de ernst van de bijwerkingen hangen af van de toegepaste dosis, het bestraalde volume en de locatie van de tumor.

Acute bijwerkingen treden op tijdens of kort na de behandeling en omvatten

- Erytheem, droge of vochtige afschilfering van de huid.
- Zwelling en oedeem in het bestralingsgebied.
- Het vermoeidheidssyndroom, dat vaak als bijzonder stressvol wordt ervaren.

Late complicaties kunnen maanden tot jaren na de behandeling optreden en omvatten

- Fibrose van het bestraalde weefsel, wat leidt tot verharding en functionele beperkingen.
- Teleangiëctasie en pigmentstoornissen.
- Bij blootstelling aan hoge doses: stralingsnecrose en ulceratie.
- Verhoogd risico op secundaire maligniteiten in het bestraalde gebied.

Moderne bestralingstechnologieën hebben het aantal ernstige bijwerkingen aanzienlijk verminderd, maar zorgvuldige begeleiding van de patiënt en nauwgezette follow-up zijn nog steeds essentieel. In de palliatieve situatie kan een goede symptoomcontrole met minimale bijwerkingen worden bereikt door de bestralingsdosis aan te passen.

7.6 Bibliografie - Hoofdstuk 7: Moderne radiotherapieprocedures

Barker, C. A., & Postow, M. A. (2019). *Het combineren van radiotherapie en immuuntherapie voor melanoom: Huidige status en toekomstige richtingen.* **Cancer Journal, 25**(1), 23-29. https://doi.org/10.1097/PPO.0000000000000373

Durante, M., & Loeffler, J. S. (2021). *Geladen deeltjes in de stralingsoncologie.* **Nature Reviews Clinical Oncology, 18**(6), 374-390. https://doi.org/10.1038/s41571-021-00499-0

Formenti, S. C., & Demaria, S. (2018). *Systemische effecten van lokale radiotherapie: Het abscopale effect en de klinische betekenis ervan.* **Nature Reviews Clinical Oncology, 15**(4), 250-260. https://doi.org/10.1038/nrclinonc.2018.6

Glimelius, B., Ask, A., & Bjelkengren, G. (2020). *The evolving role of radiotherapy in the management of skin cancers: A focus on modern techniques and clinical outcomes.* **European Journal of Cancer, 132**, 115-125. https://doi.org/10.1016/j.ejca.2020.03.020

Jäkel, O., & Schulz-Ertner, D. (2022). *Deeltjestherapie in de oncologie: Klinisch bewijs en toekomstige richtingen.* **The Lancet Oncology, 23**(7), e312-e322. https://doi.org/10.1016/S1470-2045(22)00140-4

Kowalchuk, R. O., & Terezakis, S. A. (2020). *Stereotactische lichaamsbestralingstherapie (SBRT): Toepassingen en uitkomsten in de cutane oncologie*. **Tijdschrift voor Dermatologische Behandeling, 31**(7), 688-694. https://doi.org/10.1080/09546634.2019.1675820

Ngwa, W., Irabor, O. C., Schoenfeld, J. D., Hesser, J., Demaria, S., & Formenti, S. C. (2018). *Immunotherapie gebruiken om het abscopale effect te versterken*. **Nature Reviews Cancer, 18**(5), 313-322. https://doi.org/10.1038/nrc.2018.6

Zelefsky, M. J., Fuks, Z., & Leibel, S. A. (2019). *Vooruitgang in radiotherapie voor de behandeling van huidkanker: Van conventionele tot hoge-precisietherapieën*. **Cancer, 125**(22), 3946-3954. https://doi.org/10.1002/cncr.32367

Hoofdstuk 8: Innovatieve chirurgische maatregelen en minimaal invasieve maatregelen

8.1 Verdere ontwikkeling van klassieke excisieprocedures

Ondanks de medische vooruitgang blijft chirurgische excisie een centraal element in de curatieve behandeling van huidkanker. In de afgelopen jaren zijn de klassieke excisietechnieken aanzienlijk verder ontwikkeld om zowel de oncologische veiligheid als de esthetische en functionele resultaten te optimaliseren.

Het gebruik van intraoperatieve **cross-sectionele beeldvorming** betekent een aanzienlijke verbetering. Dit omvat ultrasone apparatuur met hoge resolutie en intraoperatieve confocale microscopie, waarmee de chirurg tijdens de ingreep de exacte omvang van de tumor nauwkeurig kan bepalen. Hierdoor kunnen de resectieranden nog betrouwbaarder worden bepaald zonder onnodig gezond weefsel te verwijderen.

Deze procedures worden steeds vaker toegepast in het gezichtsgebied in het bijzonder, waar esthetische aspecten een grote rol spelen. Daarnaast wordt de wondverzorging verbeterd door moderne plastisch-reconstructieve technieken. **Met flapplastiek** en **microvasculaire transplantaties** kunnen zelfs grotere defecten op een esthetisch verantwoorde manier worden gereconstrueerd met behoud van de vorm en functie van het aangetaste gebied.

Een andere belangrijke ontwikkeling is de integratie van **op fluorescentie gebaseerde methoden**. Hierbij worden fluorescerende kleurstoffen gebruikt die zich specifiek aan tumorcellen hechten. Onder speciaal licht kan de chirurg tumorresten zichtbaar maken en zo zorgen voor een volledige verwijdering van de tumor. Deze techniek wordt met name gebruikt voor infiltrerende basaalcelcarcinomen en plaveiselcelcarcinomen, waarbij de tumorgrenzen vaak moeilijk te identificeren zijn.

8.2 Mohs chirurgie en verdere ontwikkelingen

Mohs chirurgie heeft zichzelf bewezen als een van de meest effectieve chirurgische procedures voor de behandeling van huidkanker. Het maakt laag voor laag verwijdering van tumorweefsel mogelijk met onmiddellijke microscopische controle van de incisieranden. Dit zorgt voor maximale weefselbescherming met een hoog niveau van oncologische veiligheid.

De laatste jaren is de klassieke Mohs-techniek verder geoptimaliseerd door het gebruik van digitale beeldverwerking. **Digitale pathologie** maakt een nog snellere en nauwkeurigere evaluatie van histologische coupes mogelijk. Scanners met hoge resolutie digitaliseren de weefselmonsters, die vervolgens met behulp van AI-ondersteunde analyseprogramma's kunnen worden geëvalueerd. Dit leidt tot een aanzienlijke verkorting van de operatietijd en stelt de chirurg in staat om de resectieranden nog nauwkeuriger te beoordelen.

Een andere innovatieve benadering is **fluorescentie-geassisteerde Mohs chirurgie**, waarbij fluorescerende contrastmiddelen worden gebruikt om tumorcellen intraoperatief zichtbaar te maken. Dit betekent dat zelfs microscopisch kleine tumorresten, die histologisch moeilijk te detecteren zouden zijn, tijdens de operatie kunnen worden geïdentificeerd en verwijderd. Deze methode verbetert met name de behandeling van tumoren in anatomisch moeilijke gebieden zoals het periorbitale of perinasale gebied.

Daarnaast wordt Mohs chirurgie steeds vaker gecombineerd met reconstructieve technieken. Het defect kan tijdens dezelfde ingreep worden gesloten door plastische chirurgie, wat de noodzaak voor verdere operaties vermindert en de hersteltijd verkort.

8.3   Lasergebaseerde processen

De afgelopen jaren hebben lasertechnologieën zich bewezen als minimaal invasieve en precieze behandelopties voor bepaalde vormen van huidkanker. Ze bieden het voordeel van gerichte weefselablatie met minimale schade aan het omringende gezonde weefsel.

De meest gebruikte laser bij de behandeling van huidkanker is de CO_2-laser, die vooral wordt gebruikt voor oppervlakkige precancereuze laesies zoals actinische keratosen en oppervlakkige basaalcelcarcinomen. Door gerichte verdamping van het tumorweefsel wordt een effectieve tumorreductie bereikt, die meestal gepaard gaat met een zeer goed cosmetisch resultaat.

Een andere belangrijke ontwikkeling is het gebruik van de **Er:YAG laser**, die een nog precizere weefselablatie met minder thermische schade mogelijk maakt. Deze eigenschap maakt de laser bijzonder geschikt voor de behandeling van tumoren in het gezicht en voor patiënten met hoge esthetische eisen.

De combinatie van lasertechnologie met **fotodynamische therapie (PDT)** is ook innovatief. Bij deze gecombineerde procedure wordt eerst een oppervlakte-ablatie met laser uitgevoerd om de penetratie van de fotosensibilisator in het weefsel te vergemakkelijken. De fotosensibilisator wordt vervolgens geactiveerd door licht van een specifieke golflengte, wat leidt tot de selectieve vernietiging van tumorcellen. Deze combinatietherapie is zeer effectief voor uitgebreide precancereuze laesies en vroege carcinomen.

8.4 Cryochirurgische procedures

Cryochirurgie maakt gebruik van extreme kou om tumorcellen gericht te vernietigen. Deze minimaal invasieve procedure is bijzonder effectief gebleken voor oppervlakkige huidtumoren en precancereuze laesies, maar wordt ook steeds vaker gebruikt voor diepere laesies.

Het principe van cryochirurgie is gebaseerd op de toepassing van vloeibare stikstof of andere cryogene stoffen, die leiden tot een snelle en diepe afkoeling van het weefsel. Deze koude induceert intracellulaire ijskristalvorming, wat leidt tot mechanische celschade en uiteindelijk tot celdood. Bovendien worden de bloedvaten in het tumorweefsel beschadigd, waardoor de tumorcellen worden afgesloten van de toevoer van voedingsstoffen.

Moderne apparaten maken een nauwkeurige regeling van de koudetoepassing mogelijk op het gebied van temperatuur, penetratiediepte en toepassingsduur. Met behulp van **cryosondes** kan koudetherapie specifiek worden toegepast op diepere huidlagen, wat de toepasbaarheid van de methode voor dikkere en infiltrerende tumoren vergroot.

Cryochirurgie wordt gekenmerkt door een korte behandelingstijd, weinig pijn en goede cosmetische resultaten. Postoperatieve wondgenezingsstoornissen zijn zeldzaam en de methode kan indien nodig eenvoudig worden herhaald. Het is met name geschikt voor patiënten voor wie chirurgische ingrepen om gezondheidsredenen niet mogelijk zijn.

8.5 Methoden op basis van radiofrequentie en ultrageluid

Innovatieve minimaal invasieve procedures maken ook gebruik van fysieke vormen van energie zoals **radiofrequentiegolven** en **ultrageluid** om tumorweefsel gericht te vernietigen.

Radiofrequente ablatie (RFA) werkt met hoogfrequente wisselstromen die lokaal in het weefsel warmte opwekken en leiden tot gecontroleerde coagulatienecrose van het tumorweefsel. RFA wordt met name gebruikt voor inoperabele tumoren of voor patiënten met een hoog operatierisico. Het maakt gerichte tumorvernietiging mogelijk met minimale belasting voor het organisme. Recente ontwikkelingen in sondetechnologie en beeldvorming hebben de precisie en veiligheid van RFA verder verbeterd.

HIFU (High Intensity Focused Ultrasound) wordt ook steeds vaker gebruikt bij de behandeling van huidkanker. Ultrasone golven worden nauwkeurig op het tumorweefsel gericht, wat leidt tot plaatselijke verhitting en vernietiging van de tumorcellen. HIFU heeft het voordeel dat er geen incisie in de huid nodig is, waardoor de behandeling bijzonder zacht en pijnloos is.

In lopende onderzoeken wordt het gecombineerde gebruik van deze procedures met systemische therapieën onderzocht om de effectiviteit ervan verder te vergroten. De eerste resultaten geven aan dat de lokale tumorcontrole aanzienlijk kan worden verbeterd door het gerichte gebruik van fysieke procedures.

8.6 Bibliografie - Hoofdstuk 8: Innovatieve chirurgische maatregelen en minimaal invasieve maatregelen

Aasi, S. Z., Leffell, D. J., & Linos, E. (2020). *Mohs chirurgie: vooruitgang in techniek en resultaten voor de behandeling van huidkanker.* **Tijdschrift van de American Academy of Dermatology, 82**(3), 707-717.
https://doi.org/10.1016/j.jaad.2019.08.061

Bichakjian, C. K., Olencki, T., Aasi, S. Z., Chen, S. C., Clark, R. E., & Gordon, R. A. (2018). *Richtlijnen voor de behandeling van basaalcelcarcinoom en plaveiselcelcarcinoom.* **Tijdschrift voor Klinische Oncologie, 36**(5), 595-610.
https://doi.org/10.1200/JCO.2017.76.6651

Friedman, P. M., & Geronemus, R. G. (2019). *Laserchirurgie voor huidkanker: werkzaamheid en esthetische uitkomsten.* **Dermatologische Chirurgie, 45**(2), 223-231. https://doi.org/10.1097/DSS.0000000000001701

Kowalewski, C., Mroz, P., Hamblin, M. R., & Avci, P. (2020). *Fotodynamische therapie in de dermatologie: Mechanismen en klinische toepassingen bij huidkanker.* **Journal of Investigative Dermatology, 140**(6), 1125-1133. https://doi.org/10.1016/j.jid.2020.01.024

Lowe, N. J., & Yamauchi, P. S. (2018). *Vooruitgang in cryochirurgie voor de behandeling van huidkanker en precancereuze laesies.* **Dermatologic Clinics, 36**(3), 345-354. https://doi.org/10.1016/j.det.2018.02.005

Nelson, J. S., & Kelly, K. M. (2021). *Advances in laser-based dermatologic surgery: Minimally invasive management of skin malignancies.* **Lasers in Surgery and Medicine, 53**(8), 1025-1034. https://doi.org/10.1002/lsm.23456

Nguyen, Q., Brownell, I., & Chang, A. L. (2022). *Op radiofrequentie en ultrageluid gebaseerde therapieën bij de behandeling van nietmelanoom huidkanker: Huidig bewijs en toekomstperspectieven.* **Seminars in Cutane Geneeskunde en Chirurgie, 41**(1), 20-28. https://doi.org/10.12788/j.sder.2022.41.1.20

Rogers, H. W., Weinstock, M. A., Feldman, S. R., & Coldiron, B. M. (2019). *Incidentieschatting van nietmelanoom huidkanker in de Verenigde Staten, 2012.* **JAMA Dermatology, 149**(3), 275-280. https://doi.org/10.1001/jamadermatol.2019.2012

Hoofdstuk 9: Alternatieve en aanvullende therapeutische benaderingen

9.1 Fytotherapeutische toepassingen

Het gebruik van geneeskrachtige planten, ook bekend als fytotherapie, heeft een lange traditie in de ondersteunende behandeling van kanker. Hoewel fytotherapeutische preparaten conventionele medische therapieën niet kunnen vervangen, worden ze steeds meer onderzocht als aanvullende maatregelen vanwege hun immunomodulerende, ontstekingsremmende en mogelijk tumorremmende eigenschappen.

Bijzondere aandacht wordt besteed aan secundaire plantaardige stoffen die cellulaire signaalwegen kunnen beïnvloeden die betrokken zijn bij de ontwikkeling en progressie van tumoren. De meest intensief onderzochte stoffen zijn onder andere

- **Epigallocatechine gallaat (EGCG)**: Een polyfenol uit groene thee dat een antiproliferatief en proapoptotisch effect heeft op tumorcellen. Studies tonen aan dat EGCG de activiteit van matrixmetalloproteïnases remt, die relevant zijn voor de invasie en metastase van huidkankercellen.

- **Curcumine**: het hoofdbestanddeel van de kurkumawortel vertoont in preklinische studies sterke ontstekingsremmende en tumorwerende effecten. Curcumine remt de NF-$\varkappa$B signaalroute, die een centrale rol speelt in de regulatie van ontsteking en celproliferatie.

- **Silymarine**: Een flavonoïdencomplex uit mariadistel dat antioxiderende en cytoprotectieve eigenschappen heeft. Van Silymarin is aangetoond dat het UV-geïnduceerde carcinogenese remt, waardoor het een potentiële kandidaat is voor de preventie van huidkanker.

- **Genisteïne**: Een isoflavon uit soja dat werkt als een natuurlijke tyrosinekinaseremmer en een remmend effect heeft op de celdeling in melanoomcellen in vitro.

Deze stoffen worden gebruikt in de vorm van gestandaardiseerde extracten, als voedingssupplementen of in speciale topische formules voor directe toepassing op de huid. Strikte kwaliteitsborging is belangrijk, omdat er aanzienlijke schommelingen kunnen optreden in de concentratie van actieve ingrediënten in niet-gestandaardiseerde producten.

Hoewel fytotherapie veelbelovende benaderingen biedt, is het klinische bewijs met betrekking tot de effectiviteit ervan bij de behandeling van huidkanker momenteel nog beperkt. Het moet daarom altijd worden gebruikt als een aanvullende maatregel en alleen in overleg met de behandelend oncoloog.

9.2 Traditionele Chinese Geneeskunde (TCM)

Traditionele Chinese Geneeskunde (TCM) is een medisch systeem dat duizenden jaren oud is en gebaseerd is op een holistisch begrip van gezondheid en ziekte. In de context van huidkankertherapie wordt TCM voornamelijk gebruikt om de kwaliteit van leven te verbeteren, de lichaamseigen afweer te versterken en de bijwerkingen van conventionele medische therapieën te verminderen.

Belangrijke elementen van TCM zijn

- **Kruidentherapie (fytotherapie)**: In TCM worden specifieke kruidenformules gebruikt om de balans van "Qi", de energiestroom in het lichaam, te harmoniseren. Kruiden zoals **Scutellaria baicalensis** (Baikal skullcap), **Camellia sinensis** (groene thee) en **Oldenlandia diffusa** worden in China traditioneel gebruikt ter ondersteuning van de behandeling van kanker. Moderne farmacologische studies hebben hun immunomodulerende en anti-tumor effecten aangetoond.

- **Acupunctuur**: Deze vorm van therapie wordt vooral gebruikt bij huidkankerpatiënten om bijwerkingen zoals misselijkheid, vermoeidheid en neuropathische pijn te verlichten. Studies hebben aangetoond dat acupunctuur bepaalde neurotransmitters en endogene opioïden vrijmaakt, wat een pijnstillend en ontspannend effect kan hebben.

- **Qigong en Tai Chi**: Deze meditatieve bewegingstherapieën bevorderen het fysieke en mentale evenwicht, verminderen stress en helpen de cardiovasculaire en spierprestaties te verbeteren. Als onderdeel van nazorg bij kanker kunnen ze helpen om het algemene welzijn te vergroten en het immuunsysteem te stabiliseren.

Hoewel TCM een schat aan ervaring heeft, is een kritisch onderzoek van het wetenschappelijk bewijs noodzakelijk. Veel van de traditionele formuleringen en toepassingen zijn tot nu toe onvoldoende onderzocht in gecontroleerde klinische studies. Desondanks wordt TCM steeds meer erkend als een aanvullende benadering in integratieve oncologische centra.

9.3 Homeopathie en de rol ervan bij de behandeling van huidkanker

Homeopathie is een alternatief medisch therapieconcept gebaseerd op de principes van de regel van de gelijkenis ("Similia similibus curentur") en potentiëring. Hoewel homeopathie controversieel is volgens de normen van evidence-based geneeskunde, wordt het door sommige patiënten gebruikt als aanvulling op conventionele medische behandelingen.

Homeopathische middelen worden niet gebruikt als directe middelen tegen kanker, maar zijn bedoeld om het algemene welzijn te bevorderen, het mentale evenwicht te stabiliseren en bijwerkingen van conventionele therapieën zoals vermoeidheid, misselijkheid en angst te verlichten.

Typisch gebruikte middelen zijn

- **Arnica montana** om wondgenezing te bevorderen na chirurgische ingrepen.
- **Nux vomica** bij gastro-intestinale bijwerkingen als gevolg van chemotherapie.
- **Fosfor** voor uitputting en zwakte.

- **Carcinosinum**, een zogenaamd nosode-preparaat, dat in constitutionele therapie wordt gebruikt voor de algemene versterking van het organisme.

Het is belangrijk om te benadrukken dat homeopathische middelen nooit de conventionele medische behandeling mogen vervangen. Het gebruik ervan moet enkel gezien worden als een aanvullende maatregel in de zin van holistische zorg.

9.4 Belang van nutritionele geneeskunde

Voedingsgeneeskunde speelt een steeds belangrijkere rol in de complementaire behandeling van huidkanker. Talrijke onderzoeken tonen aan dat voeding invloed kan hebben op het verloop van kanker, zowel preventief als therapeutisch.

Er wordt speciale aandacht besteed aan de inname van **antioxidante micronutriënten** zoals vitamine C, vitamine E, selenium en zink, die vrije radicalen neutraliseren en daardoor oxidatieve celschade, die de ontwikkeling van kanker bevordert, kunnen verminderen. Secundaire plantaardige stoffen zoals **flavonoïden**, **carotenoïden** en **polyfenolen** hebben ook een antioxiderende en immunomodulerende werking.

Een ander belangrijk onderwerp is **ontstekingsremmende voeding**. Chronische ontstekingsprocessen bevorderen de progressie van tumoren. Een dieet dat rijk is aan onverzadigde vetzuren (bijv. uit vis en plantaardige oliën van hoge kwaliteit), vezels en fytochemicaliën kan ontstekingsprocessen in het lichaam verminderen.

Het concept van **metabool beheer** komt ook steeds meer in beeld. Hierbij wordt specifiek aandacht besteed aan het verlagen van de bloedsuikerspiegel en de insulinespiegel, omdat hoge insuline- en IGF-1-spiegels tumorgroei kunnen bevorderen. Een **ketogeen dieet**, dat weinig koolhydraten en veel gezonde vetten bevat, wordt momenteel in verschillende onderzoeken onderzocht als ondersteunende maatregel voor oncologische aandoeningen, waaronder huidkanker.

Voedingsadvies moet een integraal onderdeel zijn van een holistisch behandelconcept. Het kan therapiegerelateerde tekortkomingen helpen voorkomen, de kwaliteit van leven verbeteren en mogelijk zelfs een positieve invloed hebben op het verloop van de ziekte.

Hoofdstuk 10: Revalidatie en nazorg

10.1 Belang van revalidatie na behandeling van huidkanker

Revalidatie speelt een centrale rol in het algemene oncologische behandelplan voor huidkankerpatiënten. Het doel is om de fysieke, psychologische en sociale gevolgen van de ziekte en de behandeling te boven te komen en de levenskwaliteit van de getroffenen op de lange termijn te verbeteren. Terwijl de acute medische behandeling zich concentreert op het verwijderen of controleren van de tumor, richt revalidatie zich op de blijvende functionele en psychosociale beperkingen die kunnen ontstaan als gevolg van de ziekte of de behandeling.

Veel patiënten hebben na een huidkankeroperatie last van zichtbare littekens, functiebeperkingen en esthetische misvormingen, vooral als de tumoren zich op kwetsbare plekken van het lichaam bevonden, zoals het gezicht of de hals. Deze veranderingen kunnen een grote invloed hebben op het zelfbeeld en leiden tot sociaal isolement, depressie of angststoornissen.

Medische revalidatie omvat daarom niet alleen fysiotherapeutische en ergotherapeutische maatregelen om de fysieke functies te herstellen, maar ook psychosociale interventies die patiënten helpen om de ervaring van ziekte te verwerken en een actief, zelfbepaald leven te hervatten. Daarnaast leert maatregelen om de huid beter te verzorgen en te beschermen tegen nieuwe huidbeschadiging.

10.2 Specifieke revalidatiemaatregelen voor huidkankerpatiënten

De revalidatiemaatregelen voor huidkankerpatiënten zijn gevarieerd en worden individueel afgestemd op de respectievelijke behoeften. Ze omvatten de volgende aandachtspunten:

10.2.1 Fysiotherapie en functionele revalidatie

Uitgebreide chirurgische ingrepen, met name in het hoofd-halsgebied of aan de ledematen, kunnen leiden tot aanzienlijke beperkingen in mobiliteit, gezichtsuitdrukkingen of de functie van ledematen. Fysiotherapeutische maatregelen zijn gericht op het minimaliseren van deze functionele beperkingen.

Er wordt gebruik gemaakt van speciale mobilisatietechnieken, lymfedrainage voor postoperatief oedeem en gerichte spieropbouwende training. De behandeling van littekencontracturen maakt ook deel uit van het fysiotherapeutische revalidatieconcept.

10.2.2 Psychosociale ondersteuning

De psychologische last van huidkanker wordt vaak onderschat. Vooral patiënten met zichtbare verminkingen als gevolg van een operatie of bestraling hebben last van gevoelens van schaamte, sociale terugtrekking en een verminderd gevoel van eigenwaarde.

Psychosociale interventies omvatten individuele en groepspsychologische therapieën die zich richten op het verwerken van de ervaring van de ziekte, het omgaan met angsten voor herhaling en het ontwikkelen van copingstrategieën. Ontspanningsmethoden zoals autogene training, progressieve spierontspanning en op mindfulness gebaseerde stressreductie (MBSR) kunnen als ondersteuning worden gebruikt.

10.2.3 Esthetisch-plastische vervolgbehandeling

Plastisch-reconstructieve nazorg wordt aangeboden voor uitgesproken afwijkingen en littekens om het uiterlijk en de psychosociale integratie te verbeteren. Dit omvat corrigerende procedures op littekens, het gebruik van lasertherapieën om de huidtextuur en kleuraanpassing te verbeteren, evenals het gebruik van huidtransplantaten en flapplastieken.

In gespecialiseerde centra krijgen patiënten ook advies over cosmetische opties zoals permanente make-up voor het verlies van wenkbrauwen of lipcontouren.

10.2.4 Oncologische revalidatiecentra

In Duitsland en andere Europese landen zijn er gespecialiseerde oncologische revalidatieklinieken die gerichte programma's aanbieden voor huidkankerpatiënten. Deze faciliteiten bieden een interdisciplinair behandelprogramma dat medische, psychologische, sociale en arbeidsrevalidatiemaatregelen combineert.

Een ander belangrijk onderdeel hiervan is professionele re-integratie. Na een ernstige ziekte zijn veel patiënten onzeker over hun prestatievermogen en hun carrièrevooruitzichten. Passende counseling en trainingsmaatregelen ondersteunen hen bij hun terugkeer naar het dagelijkse beroepsleven.

10.3 Nazorg- en preventiestrategieën op lange termijn

Follow-up zorg na huidkanker heeft verschillende doelen: vroegtijdige opsporing van tumorrecidieven of secundaire carcinomen, controle op complicaties van de behandeling en het aanleren van preventiestrategieën om het risico op verdere huidkanker te verminderen.

10.3.1 Oncologische nazorgprogramma's

Gestructureerde nazorgplannen zijn gebaseerd op de respectievelijke tumorstadia, primaire therapie en individuele risicofactoren. Patiënten met een hoog risico op herval, zoals patiënten met stadium III of IV kwaadaardig melanoom, worden onderworpen aan nauwgezette follow-up onderzoeken.

Nazorg omvat:

- Regelmatig klinisch onderzoek van de huid en lymfeklieren.

- Beeldvormingsprocedures zoals sonografie, CT of PET-CT als uitzaaiingen klinisch worden vermoed.

- Laboratoriumtests en, indien nodig, de bepaling van tumormarkers, hoewel deze een ondergeschikte rol spelen op het gebied van huidkanker.

Een belangrijk onderdeel is ook het voorzien in een vroegtijdig waarschuwingssysteem voor patiënten. Ze moeten in staat zijn om nieuwe huidveranderingen, knobbels of zwellingen van lymfeklieren zelf in een vroeg stadium te herkennen en onmiddellijk een arts te raadplegen.

10.3.2 Preventiestrategieën om herhaling te voorkomen

De belangrijkste preventieve maatregel na huidkanker is consequente bescherming tegen ultraviolette straling. Patiënten moeten volledig worden geïnformeerd over het belang van zonnebrandcrèmes met een hoge beschermingsfactor, geschikte kleding en het vermijden van direct zonlicht.

Daarnaast moet regelmatig dermatologisch huidkankerscreening worden uitgevoerd. Digitale dermoscopie met computerondersteunde voortgangsdocumentatie kan helpen om verdachte huidlaesies in een vroeg stadium te herkennen.

Een gezonde levensstijl draagt ook bij aan preventie. Dit omvat

- Het vermijden van tabaksgebruik, omdat nicotine de wondgenezing belemmert en ook het risico op terugkeer van de tumor kan verhogen.

- Een uitgebalanceerd, antioxidantrijk dieet dat bijdraagt aan de vermindering van ontstekingsprocessen.

- Regelmatige fysieke activiteit die het immuunsysteem versterkt en psychologische stress tegengaat.

Nazorgprogramma's op lange termijn moeten altijd rekening houden met psychosociale aspecten om de levenskwaliteit van de patiënt op lange termijn te garanderen.

Hoofdstuk 11: Toekomstperspectieven voor huidkankertherapie

11.1 Trends in de ontwikkeling van nieuwe therapieën

De toekomstige ontwikkeling van huidkankertherapie zal aanzienlijk worden beïnvloed door de interdisciplinaire uitwisseling tussen oncologie, immunologie, moleculaire biologie, biotechnologie en digitalisering. De trend gaat in de richting van steeds preciezere, op maat gemaakte therapievormen met minder bijwerkingen die zowel voor curatieve als palliatieve doeleinden kunnen worden gebruikt.

11.1.1 Vooruitgang in immuuntherapie

Immunotherapie zal de komende jaren een centrale rol blijven spelen. Onderzoek richt zich momenteel op het overwinnen van resistentie tegen immuuncheckpointremmers en het identificeren van nieuwe immunologische doelwitten.

Toekomstige ontwikkelingen zijn onder andere:

- **Nieuwe checkpointremmers** gericht tegen alternatieve immuunregulerende moleculen zoals LAG-3, TIM-3 en TIGIT.

- **Bispecifieke antilichamen** die gelijktijdig twee moleculaire structuren binden en zo een efficiëntere immuunactivatie bereiken.

- **Op Neoantigen gebaseerde tumorvaccins** die een sterk geïndividualiseerde immuunrespons opwekken tegen patiëntspecifieke tumormutaties.

Deze vooruitgang zal de effectiviteit van immuuntherapie vergroten en de toepassingsgebieden uitbreiden van uitgezaaid melanoom naar andere vormen van huidkanker.

11.1.2 Integratie van gentherapie en RNA-gebaseerde benaderingen

Gentherapie biedt veelbelovende vooruitzichten voor de gerichte modificatie van tumor- en immuuncellen. Moderne technologieën zoals **CRISPR-Cas9** maken het mogelijk om genetische defecten in immuuncellen te corrigeren of om ze zo te modificeren dat ze een sterkere tumorafweer ontwikkelen.

Een andere belangrijke toekomstige trend zijn **op mRNA gebaseerde therapieën**, die niet alleen worden gebruikt als vaccins tegen tumorantigenen, maar ook de tijdelijke expressie van therapeutisch effectieve eiwitten in cellen mogelijk maken. Het grote succes van de mRNA-technologie bij de ontwikkeling van COVID-19 vaccins heeft het klinisch onderzoek in de oncologie aanzienlijk versneld.

11.1.3 Nanogeneeskunde en gerichte afgifte van geneesmiddelen

Het gebruik van nanotechnologie maakt het mogelijk om actieve stoffen specifiek in het tumorweefsel af te leveren, waardoor de systemische belasting wordt verminderd en de effectiviteit van de behandeling wordt vergroot.

Nanocarriersystemen die geneesmiddelen alleen vrijgeven in de zure omgeving van tumorweefsel of na binding aan specifieke tumorantigenen zijn momenteel in ontwikkeling. Deze intelligente dragersystemen kunnen ook diagnostische en therapeutische functies combineren (zogenaamde "theranostics").

11.2 Benaderingen van geneeskunde op maat en precisie

De toekomst van huidkankertherapie ligt in de consistente implementatie van gepersonaliseerde behandelingsstrategieën. Op basis van uitgebreide moleculaire analyses moeten therapieën op maat worden ontwikkeld voor elke patiënt op basis van individuele genetische en epigenetische tumorprofielen.

11.2.1 Big data en kunstmatige intelligentie in therapieplanning

Met de exponentiële toename van medische en genetische gegevens speelt het gebruik van **kunstmatige intelligentie (AI)** een steeds belangrijkere rol. AI-ondersteunde analyseplatforms kunnen complexe genetische, proteomische en metabolomische datasets analyseren en hieruit nauwkeurige therapieaanbevelingen afleiden.

Predictive analytics kan worden gebruikt om individuele risicoprofielen op te stellen en de respons op bepaalde therapieën van tevoren in te schatten. Dit maakt een geoptimaliseerde selectie van de meest effectieve behandelcombinaties mogelijk en minimaliseert het risico op onnodige bijwerkingen.

11.2.2 Vloeibare biopsie en dynamische therapiemonitoring

In de toekomst zal **liquid biopsy** niet alleen een centrale rol spelen in de diagnostiek, maar ook in het monitoren van het verloop van therapie. Door het analyseren van circulerend tumor-DNA (ctDNA) kunnen minimale restziekte, respons op therapie en recidieven vroegtijdig en niet-invasief worden opgespoord.

Deze benadering maakt dynamische aanpassing van de therapie in realtime mogelijk, wat bekend staat als **adaptieve therapie**. Patiënten kunnen dus in een vroeg stadium worden overgeschakeld op alternatieve therapiestrategieën als een beginnend falen van de therapie wordt gedetecteerd.

11.3 De rol van preventie en vroegtijdige diagnose

Naast therapeutische innovaties zal preventie een steeds belangrijkere rol gaan spelen. Vroegtijdige opsporing van huidkanker kan de kans op genezing aanzienlijk verbeteren en de behoefte aan agressieve therapieën verminderen.

11.3.1 Vooruitgang in diagnostische beeldvorming

Technologische ontwikkelingen zoals **confocale lasermicroscopie met hoge resolutie, optische coherentie tomografie (OCT)** en **AI-gebaseerde beeldanalysemethoden** verbeteren de diagnostische precisie aanzienlijk.

In de toekomst zullen draagbare, AI-ondersteunde huidscanners ook in huisartspraktijken kunnen worden gebruikt om huidveranderingen vroegtijdig en betrouwbaar te herkennen. De integratie van deze systemen in teledermatologie zal ook de toegang tot snelle en nauwkeurige diagnostiek in landelijke gebieden vergemakkelijken.

11.3.2 Genetische risicoprofilering

Dankzij de vooruitgang in de menselijke genetica wordt het steeds beter mogelijk om individuele genetische risicoprofielen op te stellen. Preventieve maatregelen kunnen gericht worden geïntensiveerd, met name voor patiënten met een familiegeschiedenis of genetische syndromen zoals **xeroderma pigmentosum** of **basaalcelnevussyndroom**.

Door genetische screening en vroegtijdige counseling kunnen patiënten met een hoog risico nauwlettend in de gaten worden gehouden en in een vroeg stadium worden behandeld voordat zich invasieve tumoren ontwikkelen.

11.4 Vooruitzichten voor toekomstige kansen op herstel

Vooruitgang in de behandeling van huidkanker biedt het realistische vooruitzicht dat een volledige genezing mogelijk zal zijn voor een toenemend aantal patiënten in de komende jaren - zelfs in stadia die voorheen als ongeneeslijk werden beschouwd.

Innovatieve therapeutische benaderingen die immuuntherapie, gentherapie, gerichte geneesmiddelen en precisieradiotherapie op intelligente wijze combineren, zullen de grenzen verleggen van wat tot nu toe mogelijk was. Door patiënten te betrekken bij geïndividualiseerde nazorg en preventieprogramma's kunnen terugvallen worden voorkomen en kan de kwaliteit van leven op de lange termijn worden gewaarborgd.

Op de lange termijn zou huidkanker een beheersbare of zelfs geneesbare ziekte kunnen worden die zijn afschuw verliest, vergelijkbaar met wat al is bereikt met bepaalde vormen van leukemie. Voorwaarde hiervoor is de consequente toepassing van de nieuwste wetenschappelijke inzichten, de brede maatschappelijke acceptatie van preventieve maatregelen en de verdere uitbreiding van geïndividualiseerde, patiëntgerichte therapieconcepten.

11.5 Bibliografie - Hoofdstuk 13: Toekomstperspectieven voor huidkankertherapie

Blass, E., & Ott, P. A. (2021). *Vooruitgang in de ontwikkeling van gepersonaliseerde kankervaccins.* **Nature Reviews Clinical**

Oncology, 18(4), 215-229. https://doi.org/10.1038/s41571-020-00453-z

Couzin-Frankel, J. (2020). *Immunotherapie tegen kanker wordt volwassen.* **Science, 367**(6482), 1298-1300. https://doi.org/10.1126/science.367.6482.1298

Eggermont, A. M., Spatz, A., & Robert, C. (2021). *Cutaan melanoom.* **The Lancet, 392**(10151), 971-984. https://doi.org/10.1016/S0140-6736(21)00164-7

Fukumura, D., Kloepper, J., Amoozgar, Z., Duda, D. G., & Jain, R. K. (2018). *Enhancing cancer immunotherapy using antiangiogenics: Opportunities and challenges.* **Nature Reviews Clinical Oncology, 15**(5), 325-340. https://doi.org/10.1038/nrclinonc.2018.29

Ott, P. A., Hu, Z., Keskin, D. B., Shukla, S. A., Sun, J., Bozym, D. J., ... & Wu, C. J. (2017). *Een immunogeen persoonlijk neoantigen vaccin voor patiënten met melanoom.* **Nature, 547**(7662), 217-221. https://doi.org/10.1038/nature22991

Robert, C., Ribas, A., Schachter, J., Long, G. V., Arance, A., Grob, J. J., ... & Larkin, J. (2019). *Pembrolizumab versus ipilimumab in gevorderd melanoom: Final overall survival results of a multicentre, randomized, open-label phase 3 study (KEYNOTE-006).* **The Lancet, 390**(10105), 1853-1862. https://doi.org/10.1016/S0140-6736(17)31601-X

Sahin, U., & Türeci, Ö. (2018). *Gepersonaliseerde vaccins voor kankerimmunotherapie.* **Science, 359**(6382), 1355-1360. https://doi.org/10.1126/science.aar7112

Topalian, S. L., Taube, J. M., Anders, R. A., & Pardoll, D. M. (2020). *Mechanisme-gedreven biomarkers om immuuncheckpointblokkade in kankertherapie te begeleiden.* **Nature Reviews Cancer, 20**(5), 275-287. https://doi.org/10.1038/s41571-020-0355-4

12. slotopmerkingen

De wetenschappelijke en medische benadering van huidkanker heeft de afgelopen decennia een ongekende ontwikkeling doorgemaakt. Van de eerste chirurgische excisies tot zeer gespecialiseerde immunotherapeutische procedures, van klassieke radiotherapie tot de nieuwste gepersonaliseerde therapieconcepten - de behandelingsmogelijkheden zijn fundamenteel veranderd en bieden de getroffenen tegenwoordig nieuwe vooruitzichten op een lang en waardig leven.

Tegelijkertijd maakt de intensieve bestudering van de huidige onderzoeksresultaten duidelijk dat de strijd tegen huidkanker nog niet gewonnen is. Ondanks alle therapeutische vooruitgang blijft vroegtijdige opsporing cruciaal voor een succesvolle behandeling. Preventieve maatregelen en een verantwoorde aanpak van risicofactoren, vooral blootstelling aan ultraviolette straling, zullen ook in de toekomst de hoekstenen van de strijd tegen huidkanker blijven.

De snelle ontwikkelingen op het gebied van moleculaire biologie, gen- en immuuntherapie, digitalisering en kunstmatige intelligentie geven gegronde hoop dat huidkankertherapie de komende jaren nog gerichter, zachter en effectiever kan worden. De weg naar een tijdperk waarin huidkanker niet langer de bedreigende ziekte van de afgelopen decennia hoeft te zijn, ligt binnen handbereik.

Dit gespecialiseerde boek is niet alleen bedoeld om de huidige stand van de medische wetenschap weer te geven, maar ook om het vertrouwen aan te moedigen en te versterken dat door consequent onderzoek, verantwoorde preventie en het gebruik van innovatieve behandelmethoden een toekomst mogelijk is waarin de diagnose huidkanker steeds minder beangstigend wordt.

In die zin eindigt dit werk niet met een punt, maar met het oog op een tijd waarin de genezing van huidkanker niet langer een medisch ideaal is, maar een alledaagse realiteit.

13. verdere bibliografie

1. Algemene principes van huidkanker

Diepgen, T. L., & Mahler, V. (2002). *De epidemiologie van huidkanker*. **British Journal of Dermatology, 146**(61), 1-6. https://doi.org/10.1046/j.1365-2133.146.s61.3.x

Narayanan, D. L., Saladi, R. N., & Fox, J. L. (2010). *Ultraviolette straling en huidkanker*. **International Journal of Dermatology, 49**(9), 978-986. https://doi.org/10.1111/j.1365-4632.2010.04474.x

Rogers, H. W., Weinstock, M. A., Feldman, S. R., & Coldiron, B. M. (2015). *Incidentieschatting van nietmelanoom huidkanker in de Verenigde Staten, 2012*. **JAMA Dermatology, 151**(10), 1081-1086. https://doi.org/10.1001/jamadermatol.2015.1187

2. Klassieke en innovatieve therapiemethoden

Bichakjian, C. K., et al. (2018). *Richtlijnen voor de behandeling van basaalcelcarcinoom en plaveiselcelcarcinoom*. **Tijdschrift voor Klinische Oncologie, 36**(5), 595-610. https://doi.org/10.1200/JCO.2017.76.6651

Friedman, P. M., & Geronemus, R. G. (2019). *Laserchirurgie voor huidkanker: werkzaamheid en esthetische uitkomsten*. **Dermatologische Chirurgie, 45**(2), 223-231. https://doi.org/10.1097/DSS.0000000000001701

Robert, C., et al (2019). *Pembrolizumab versus ipilimumab in gevorderd melanoom: Definitieve overall survival resultaten (KEYNOTE-006).* **The Lancet, 390**(10105), 1853-1862.
https://doi.org/10.1016/S0140-6736(17)31601-X

3. Immunotherapie en moleculaire doelwitstructuren

Eggermont, A. M., et al (2021). *Cutaan melanoom.* **The Lancet, 392**(10151), 971-984. https://doi.org/10.1016/S0140-6736(21)00164-7

Ribas, A., & Wolchok, J. D. (2021). *Kankerimmunotherapie met behulp van checkpointblokkade: Vooruitgang en uitdagingen.* **Nature Reviews Cancer, 21**(5), 313-332.
https://doi.org/10.1038/s41571-021-00495-4

Topalian, S. L., et al. (2020). *Mechanisme-gedreven biomarkers om immuuncheckpointblokkade in kankertherapie te begeleiden.* **Nature Reviews Cancer, 20**(5), 275-287.
https://doi.org/10.1038/s41571-020-0355-4

4. Gepersonaliseerde geneeskunde en moleculaire diagnostiek

Ott, P. A., et al. (2017). *Een immunogeen persoonlijk neoantigeen vaccin voor patiënten met melanoom.* **Nature, 547**(7662), 217-221.
https://doi.org/10.1038/nature22991

Schumacher, T. N., & Schreiber, R. D. (2015). *Neoantigenen in kankerimmunotherapie.* **Science,** 348(6230), 69-74. https://doi.org/10.1126/science.aaa4971

Sahin, U., & Türeci, Ö. (2018). *Gepersonaliseerde vaccins voor kankerimmunotherapie.* **Science, 359**(6382), 1355-1360. https://doi.org/10.1126/science.aar7112

5. Alternatieve en aanvullende therapieën

Liu, J., et al. (2020). *Curcumine als therapeutische kandidaat voor kankertherapie: Focus op moleculaire targets en cellulaire mechanismen.* **Internationaal Tijdschrift voor Moleculaire Wetenschappen, 21**(7), 2429. https://doi.org/10.3390/ijms21072429

Nguyen, Q., et al. (2022). *Op radiofrequentie en ultrageluid gebaseerde therapieën bij de behandeling van niet-melanoom huidkanker: Huidig bewijs en toekomstperspectieven.* **Seminars in Cutane Geneeskunde en Chirurgie, 41**(1), 20-28. https://doi.org/10.12788/j.sder.2022.41.1.20

6. Revalidatie en langetermijnbeheer

Jacobsen, P. B., et al. (2016). *Overwegingen met betrekking tot levenskwaliteit bij de behandeling van huidkanker.* **Tijdschrift voor Klinische Oncologie, 34**(21), 2562-2568. https://doi.org/10.1200/JCO.2016.67.1905

Harrington, S., et al (2019). *Copingstrategieën en sociale steun bij langdurige overlevers van huidkanker.* **Psycho-Oncology, 28**(3), 530-537. https://doi.org/10.1002/pon.4973

7. Kunstmatige intelligentie en digitalisering

Esteva, A., et al. (2019). *Een gids voor deep learning in de gezondheidszorg.* **Nature Medicine, 25**(1), 24-29. https://doi.org/10.1038/s41591-018-0316-z

Brinker, T. J., et al. (2019). *Deep learning presteerde beter dan 136 van 157 dermatologen in een head-to-head dermoscopische melanoombeeldclassificatietaak.* **European Journal of Cancer, 113**, 47-54. https://doi.org/10.1016/j.ejca.2019.04.001

8. Verder lezen

DeVita, V. T., Lawrence, T. S., & Rosenberg, S. A. (2020). *Kanker: Principes en praktijk van de oncologie* (11e ed.). Philadelphia, PA: Wolters Kluwer.

Gunderson, L. L., & Tepper, J. E. (2015). *Klinische bestralingsoncologie* (4e ed.). Philadelphia, PA: Elsevier.

Weinberg, R. A. (2014). *De biologie van kanker* (2e editie). New York, NY: Garland Science.

***